AF458638

HYGIÈNE ET MALADIES DE LA POITRINE ET DE LA VOIX,

PAR

H. CROSILHES,

DOCTEUR EN MÉDECINE DE LA FACULTÉ DE PARIS, PROFESSEUR D'ANATOMIE, MEMBRE DE PLUSIEURS SOCIÉTÉS SAVANTES.

Orné de deux planches sur acier, coloriées avec soin.

SOMMAIRE.

Moyens hygiéniques pour acquérir ou conserver une belle voix — Conseils aux chanteurs, orateurs, professeurs, etc. — Description du larynx, des cordes vocales, etc.—Maladies de ces organes : enrouement, altération, perte de la voix.—Influence sur la voix et la poitrine des maladies du cerveau, des organes génitaux, des aliments des émotions morales. — Exemple frappant de perte totale de la voix après un chatouillement.—Description de la poitrine.—Rapports de la poitrine avec la vigueur musculaire —Maladies de la poitrine.—Bronchite, rhume; crachement de sang, grippe, épidémies de grippe; asthme, pneumonie, pleurésie, phthisie. Signes auxquels on reconnaît la phthisie.—Bruits qu'on entend dans la poitrine aux diverses périodes de cette maladie —Peut-elle être transmise par contagion?—A quel âge la phthisie se voit-elle principalement ?—Durée de la phthisie. — Ses causes.—Familles nombreuses entièrement décimées par la phthisie.—Déplorables mariages des phthisiques. — Funeste habitude , imitée des Anglais de laisser les enfants jambes et bras nus.—Triste condition de la classe ouvrière, et en particulier des femmes, dans les grandes villes. — Nombreux conseils hygiéniques pour se soustraire à la phthisie. **TRAITEMENT** ET **CURABILITE** de cette terrible maladie par des moyens nouveaux.

PRIX : 1 FR. 25 CENTIMES.

PARIS,

CHEZ MOQUET, LIBRAIRE-ÉDITEUR,

COUR DE ROHAN, 3, PASSAGE DU COMMERCE,

ET CHEZ L'AUTEUR,

RUE S-NICOLAS D'ANTIN, 9.

Pl.

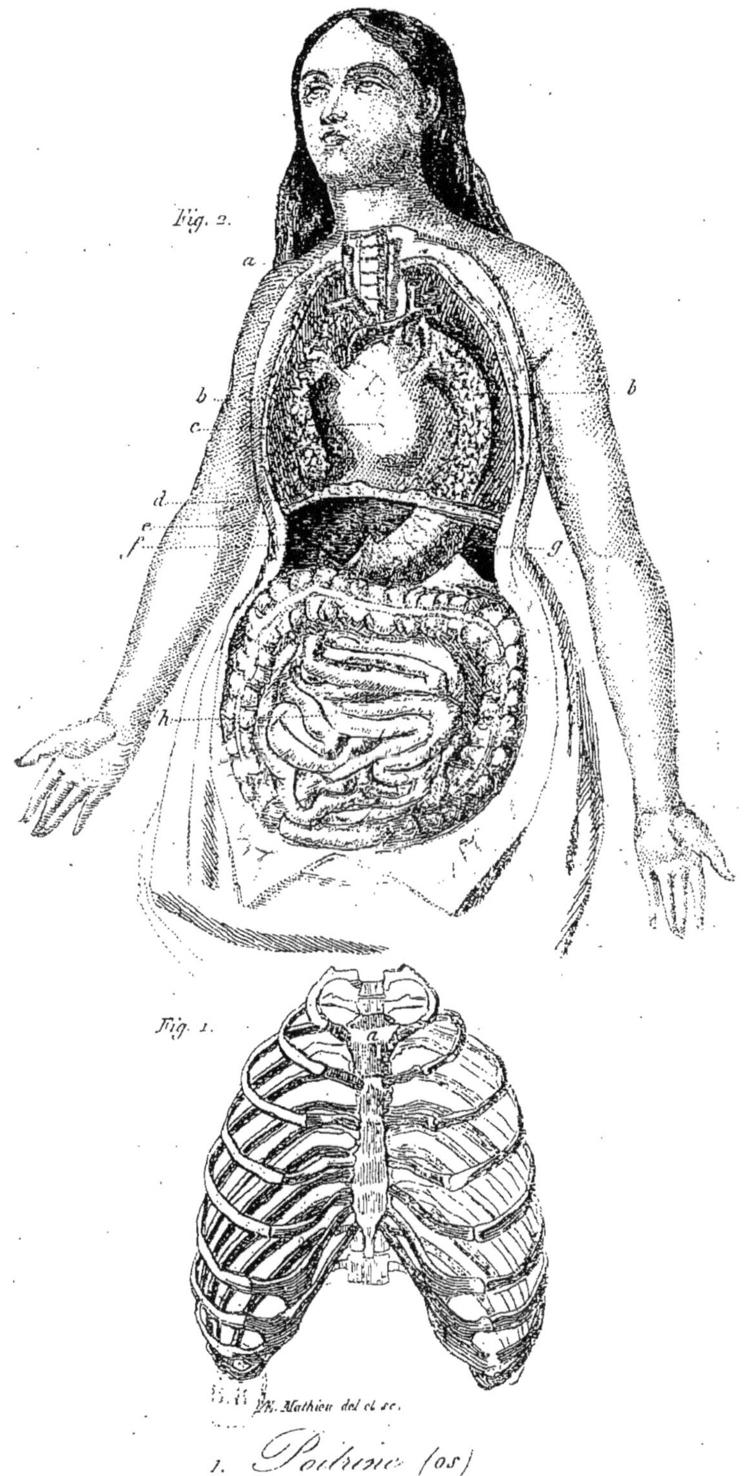

1. Poitrine (os)

2 Organes contenus dans la poitrine et le ventre

a. trachée, b poumon, c. cœur dans son enveloppe, d diaphragme, e foie, f estomac, g rate, h intes

HYGIÈNE ET MALADIES
DE
LA POITRINE
ET
DE LA VOIX,

PAR

H. CROSILHES,

DOCTEUR EN MÉDECINE DE LA FACULTÉ DE PARIS, PROFESSEUR D'ANATOMIE, MEMBRE DE PLUSIEURS SOCIÉTÉS SAVANTES.

Orné de deux planches sur acier, coloriées avec soin.

PRIX : 1 FR. 25 CENTIMES.

PARIS,

CHEZ MOQUET, LIBRAIRE-ÉDITEUR,

COUR DE ROHAN, 3, PASSAGE DU COMMERCE,

ET CHEZ L'AUTEUR, RUE SAINT-NICOLAS-D'ANTIN, 9.

1847.

PARIS — IMP DE EDOUARD BAUTRUCHE, RUE DE LA HARPE, 90

HYGIÈNE DE LA VOIX.

De tous les avantages que la nature a départis à l'homme, une voix pure et fraîche est celui sur lequel il doit veiller avec le plus d'attention. Que de causes, en effet, peuvent altérer cette pureté, cette fraîcheur ! Et cependant, quelle insouciance, quel oubli complet de tous les soins hygiéniques ! Aussi, que sont devenus la voix vibrante et sonore de cet avocat dont les brillantes plaidoiries faisaient la gloire du barreau ; les accents passionnés et touchants de cet orateur chrétien qui appelaient la foule autour de sa chaire ; que sont devenus les sons harmonieux de cette voix divine qui, dans nos théâtres, saisissait les auditeurs d'un long frémissement d'admiration ? L'un, enivré par la gloire, a épuisé ses forces dans l'excès du triomphe ; l'autre, martyr de sa foi, s'est affaissé sous le jeûne et l'abstinence ; le troisième, complétement insoucieux des soins hygiéniques, a vu s'affaiblir et s'éteindre toute la puissance de voix que lui avait prodiguée la nature.

Les trois exemples que nous avons choisis résument parfaitement les causes générales de la presque totalité des extinctions de voix. Les orateurs, les chanteurs qui fatiguent avec excès les organes vocaux, perdent leur voix de bonne heure ; ces derniers surtout lorsque, mal dirigés dans leurs études, ils veulent, dès leurs premiers pas dans la carrière, aborder les plus hautes difficultés de l'art. « Beaucoup de personnes, dit M. Segond, dans son excellente *Hygiène du chanteur*, ne perdent leur voix que parce qu'elles veulent de prime-abord, et sans travail préparatoire, donner les notes les plus aiguës. Que de ténors, par exemple, qui, pendant tout le temps consacré à l'étude du mécanisme, s'exercent presque uniquement à attaquer en voix de poitrine les notes *sol* $_3$, *la* $_3$, *si* $_3$, *ut* $_4$! Il faut les voir, la face pourpre, les veines distendues, les yeux humides et saillants, lutter jusqu'à l'épuisement, avec l'opiniâtreté la plus aveugle, pour obtenir des effets impossibles. Je ne puis laisser ignorer à ces chanteurs qu'ils s'exposent aux maladies les plus graves : un anévrysme, une hernie, une hémoptysie (crachement de sang) mortelle peuvent suivre un pareil excès. Ce n'est que lorsque, par un exercice régulier et méthodique, on a donné à la glotte toute la vigueur et la souplesse dont elle est susceptible, qu'il faut s'occuper d'acquérir les notes élevées ; alors seulement on a assez d'habileté pour faire ce travail sans danger. Ce n'est pas parce qu'on a donné cinquante fois de suite un *la* de poitrine qu'on est sûr de l'avoir à sa disposition. Si on ne s'est pas rendu compte du moyen, c'est une peine complétement perdue. »

Ainsi donc l'abus de la parole ou de la voix peut être regardé comme une des causes les plus influentes de l'accident qui nous occupe. D'un autre côté, les personnes qui exercent continuellement les organes vocaux ont besoin d'une alimentation très substantielle pour réparer leurs forces épuisées par le travail incessant des poumons et des muscles qui servent aux mouvements d'inspiration et d'expiration. Si donc, comme dans notre second exemple, on ne donne pas à l'organisation une compensation suffisante des pertes qu'elle a éprouvées, l'affaiblissement et l'extinction doivent naturellement s'ensuivre. C'est ce qui arrive, en effet; car le travail de l'orateur et du chanteur est beaucoup plus fatigant qu'on ne le croit généralement. Cette vérité n'avait point échappé à Hippocrate, car ce père de la médecine disait : « Tous ceux qui exercent leur voix soit à parler, à lire haut ou à chanter, agitent leur esprit. »

A notre troisième exemple se rapportent les causes les plus fréquentes et les plus nombreuses. Le cadre restreint de notre ouvrage ne nous permet point d'entrer dans tous les détails qu'on pourrait exiger dans une hygiène de la voix; mais nous allons tâcher de faire ressortir les points principaux sur lesquels doit porter l'attention des personnes intéressées à cette question. Les orateurs, les chanteurs doivent, autant que possible, éviter de parler ou de chanter en plein air; car indépendamment des vicissitudes atmosphériques, les efforts qu'on est obligé de faire pour arriver à l'oreille des auditeurs, pour obtenir des sons qu'on donnerait sans peine dans un lieu clos, et les fatigues qui en sont la suite, suffiraient pour altérer et détruire en peu de temps la voix la mieux organisée. Voyez plutôt les chanteurs des rues : à coup sûr, nous ne prétendons pas dire ici qu'ils soient guidés par les principes de l'art; mais on ne peut nier que quelques-uns d'entre eux, à leur début dans cette fatigante carrière, ne possèdent une belle voix. Écoutez-les quelque temps après, vous ne les reconnaîtrez plus. On nous objectera que ces individus, de mœurs relâchées pour la plupart, commettent habituellement de bien plus grandes fautes hygiéniques; qu'ils sont, par exemple, adonnés aux boissons alcooliques; nous en convenons, mais on nous accordera aussi qu'il est des exceptions, tandis que la perte de la voix est la règle ordinaire. Nous venons de parler des boissons alcooliques : certes, rien n'est plus nuisible à la pureté de la voix, et les buveurs de profession leur doivent cette espèce d'enrouement auquel le vulgaire a donné le nom expressif de *voix de rogomme*. Nous n'avons pas besoin d'insister auprès des personnes qui se respectent pour démontrer la funeste influence d'une telle habitude. Mais autant nous proscrivons de coupables excès, autant nous engagerons nos lecteurs à boire pendant leurs repas un vin généreux et réparateur. Nous connaissons des orateurs chrétiens, des chanteurs de nos premiers théâtres qui ont adopté l'usage de prendre, les uns entre chaque partie de leurs discours, les autres pendant chaque entr'acte, un verre d'eau sucrée additionnée de quelques cuillerées de vin. Cette préparation a l'avantage de rafraîchir les organes vocaux en leur donnant une nouvelle force; aussi la verrions-nous avec plaisir remplacer le classique verre d'eau dans les amphithéâtres, dans les tribunes, celles des pairs et des députés, par exemple, où la voix de l'orateur l'abandonne souvent au milieu de son discours. Avant de se livrer au débit oratoire ou au chant, il importe que l'orateur ou l'artiste se recueillent dans le silence : la colère, les cris, les discussions animées seraient extrêmement préjudiciables au moment d'une action qui réclame toutes les forces de l'organisme. Un ancien artiste d'un de nos premiers théâtres de Paris eut une discussion avec l'un de ses camarades au moment de jouer une pièce dans laquelle il déployait toutes les ressources d'une voix pure et harmonieuse qui atteignait la perfection idéale de l'art. L'émotion dont il venait d'être saisi paralysa ses forces à un tel point que le public, d'ordinaire si enthousiaste, resta froid et insensible. Cet accueil, auquel il n'était point accoutumé, piqua tellement l'amour-propre de l'artiste qu'il jura de subir dorénavant tous les affronts plutôt que de se mettre en colère au moment de chanter. Il importe de laisser un long intervalle entre les repas et les exercices vocaux; car la réplétion de l'estomac, nuisant essentiellement aux mouvements du diaphragme (V. pl. II) et par suite à ceux du poumon, agit sur la voix d'une manière très-fâcheuse. Nous ne saurions trop recommander aux orateurs et aux chanteurs de se bien garantir du froid après leurs exercices; la négligence de cette prescription est une source inépuisable de maladies de la voix et de la poitrine. C'est dans cette conviction que nous les engageons fortement à porter des vêtements de flanelle, qui ont le double avantage de conserver la chaleur du corps et d'absorber la transpiration. Ce conseil s'adresse surtout aux artistes, obligés de paraître sur la scène dans des costumes extrêmement légers. Nous avons vu l'intérieur de quelques théâtres de province, et si généralement les règles hygiéniques ne sont pas mieux observées, nous pouvons être surpris que la santé des artistes résiste si longtemps aux nombreuses causes de graves maladies auxquelles ils sont exposés. Nous ne quitterons pas ce sujet sans dire un mot de l'influence pernicieuse des corsets sur les organes respiratoires et vocaux; nous avons vu plusieurs fois des chanteuses s'arrêter au milieu d'un grand morceau qui exigeait un développement considérable des poumons, tandis que ces organes, fortement comprimés, pouvaient à peine suffire aux fonctions respiratoires. Les colliers sont aussi quelquefois très nuisibles : pour peu qu'ils serrent le cou, en effet, ils finissent par devenir horriblement gênants dans les mouvements qu'exécute le larynx pendant le chant, et empêchent même souvent la formation des sons. Nous nous rappelons avoir vu survenir un pareil accident sur un théâtre de province chez une prima dona qui tomba presque asphyxiée pour avoir oublié ce précepte que les artistes connaissent ordinairement fort bien, de porter un collier très lâche pendant leurs exercices dramatiques.

Ce que nous avons dit suffira pour faire comprendre que l'exercice du chant peut occasionner la plupart des maladies dont sont affectés les organes vocaux et respiratoires, pour peu qu'on néglige les soins hygiéniques. « La voix naturelle, trop longtemps prolongée, dit M. Mérat, même sans effort, fatigue le larynx et surtout les poumons, et cause, par la répétition du même acte, de l'oppression, de l'asthme, des douleurs de poitrine, des hémoptysies (crachements de sang), etc. Si la voix est forcée et soutenue pendant un certain temps, dans des proportions qui dépassent les forces pulmonaires, il s'ensuit des accidents plus graves encore; on a vu des goîtres d'air, suite de la rupture des parois laryngées ou trachéales, des ruptures artérielles et des vomissements de sang, par suite d'excès vocaux; l'exercice outré de la voix donne encore lieu à des anévrysmes du cœur ou des gros vaisseaux, à cause de la connexion des organes pulmonaires avec ceux de la circulation; à la phthisie, surtout à la phthisie laryngée, si fréquente chez les crieurs de rue, chez les chanteurs de carrefour. »

Il nous resterait, pour compléter notre travail, à parler de l'hygiène de la poitrine; mais nous croyons qu'il y aura plus d'avantage pour le lecteur si nous plaçons en regard de chaque maladie les soins hygiéniques qui doivent la prévenir. Aussi adopterons-nous cette marche, et nous espérons qu'on l'approuvera. Nous recommandons plus spécialement la lecture attentive de notre article sur la *Phthisie pulmonaire*, maladie si fréquente et si terrible, à l'étude de laquelle nous nous sommes appliqué particulièrement. Notre médication, fondée sur des bases toutes nouvelles, compte déjà de nombreux succès, et nous croyons pouvoir bientôt annoncer hautement la curabilité certaine de ce fléau de l'humanité.

MALADIES DE LA POITRINE

ET DE LA VOIX.

DESCRIPTION DES ORGANES VOCAUX.

A la partie supérieure et antérieure du cou se trouve une saillie prononcée qu'on appelle vulgairement *pomme d'Adam*, c'est le larynx, commencement du canal réservé au passage de l'air qui pénètre dans les poumons et en sort alternativement; il se continue en bas avec la trachée-artère, réunion de petits cerceaux cartilagineux, qui se divise elle-même en plusieurs ramifications nommées *bronches*, dont le diamètre diminue insensiblement jusqu'à leur terminaison dans le poumon, ainsi que nous le dirons en décrivant la poitrine. Mais le larynx n'est pas simplement un canal, c'est l'organe spécial de la voix. Formé de cartilages réunis entre eux, dont la disposition sera beaucoup mieux indiquée par la planche I que par notre description, le larynx est tapissé à l'intérieur par une membrane muqueuse; son extrémité supérieure présente une ouverture triangulaire, fermée pendant la déglutition par une espèce de soupape, l'*épiglotte*. Sa cavité se trouve rétrécie vers le milieu par quatre replis fibreux, horizontalement placés, deux de chaque côté. Ces replis ont reçu le nom de *cordes vocales* parce que la colonne d'air, chassée des poumons par l'expiration, se brise contre la résistance qu'ils lui opposent et vibre en traversant l'ouverture qu'ils circonscrivent. Tel est le mécanisme de la voix. Entre la corde vocale supérieure et la corde vocale inférieure il y a une cavité qu'on a appelée *ventricule du larynx.* L'ouverture comprise entre les cordes vocales droites et gauches se nomme la *glotte.* Selon la dimension plus ou moins grande de la glotte, la voix est grave ou aiguë. Chez les femmes et les enfants, l'ouverture est beaucoup plus étroite que chez l'homme, il y a au moins un tiers de différence : cette remarque anatomique explique parfaitement la différence remarquable qui existe dans la voix chez les deux sexes, et le changement qui survient chez le jeune homme, à l'âge de puberté, par suite de l'accroissement des cavités laryngiennes. Le larynx est recouvert en partie par une glande dont les usages sont encore inconnus et qui acquiert un volume extraordinaire dans la maladie connue sous le nom de *goître.*

EXPLICATION DE LA PLANCHE I.

Fig. 1. Larynx vu sur sa face antérieure et continué en *a* par la trachée; *bb* bronches.

Fig. 2. Larynx vu sur sa face postérieure.

Fig. 3. Intérieur du larynx coupé verticalement par le milieu : *a* corde vocale supérieure; *b* corde vocale inférieure; *c* ventricule du larynx.

Fig. 4. Larynx vu de face, la partie antérieure étant enlevée.

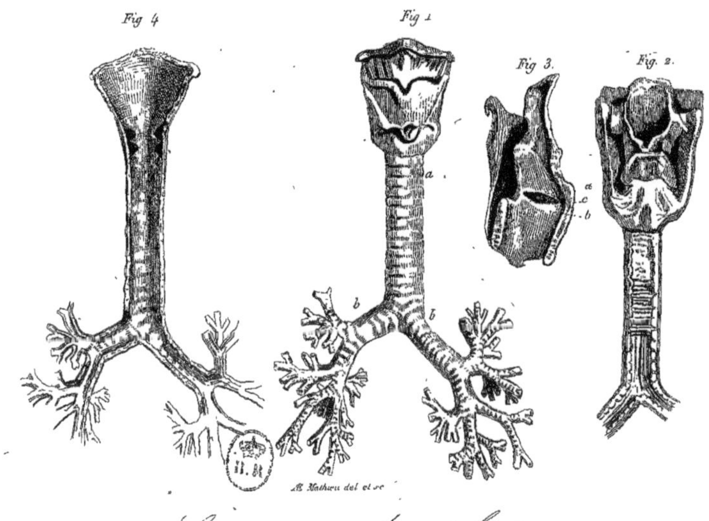

B. Mathieu del et sc

Larynx sous ses diverses faces

MALADIES DU LARYNX.

Laissant de côté toutes les affections de cet organe qui sont du ressort exclusif du médecin, notre tâche va se trouver restreinte à la description d'un petit nombre de maladies. L'*inflammation* du larynx se manifeste, dans les cas les plus légers, par un picotement fatigant, quelquefois par une douleur plus ou moins vive pendant la respiration ou la déglutition, douleur qui augmente par les efforts de la parole ou de la toux; la voix est enrouée, rauque, suspendue même. Quelquefois il n'y a pas de toux; mais le plus souvent la toux, provoquée sans cesse par le picotement que nous avons signalé, redouble au moindre mouvement que fait le malade pour parler ou pour avaler, et fréquemment il l'augmente lui-même volontairement, parce qu'il éprouve dans le larynx la sensation d'un corps étranger qu'il croit pouvoir expulser par l'expectoration. Les crachats ne présentent rien de particulier dans la plupart des cas; quelquefois ils sont épais et contiennent un peu de sang. La respiration est toujours plus ou moins gênée, et chacun de ses mouvements détermine un bruit de râle dans le larynx ou même un sifflement qu'on peut entendre à distance. La maladie est réduite dans certains cas à une plus grande simplicité, car quelques-uns des symptômes précédents peuvent manquer. Sa durée ne dépasse guère alors une semaine, et tout rentre dans l'ordre naturel. Dans les cas graves, au contraire, les symptômes augmentent d'intensité : le malade est pris, au début, par des frissons, de la fièvre, une forte douleur de tête. La difficulté de la respiration est portée à un point extrême : le visage du malade est livide, ou gonflé et violet; on voit tous les caractères de la suffocation. Si cet état persiste, la peau devient froide, l'agitation extrême ; le malade est pris de délire, de convulsions, ou bien il tombe dans un assoupissement profond. Cette forme de la maladie est très grave : elle entraîne la mort par asphyxie dans peu de jours ou se termine par l'expulsion d'une grande quantité de crachats épais.

La maladie qui nous occupe peut passer à l'état chronique, et présenter d'autant plus de gravité qu'elle coïncide presque toujours avec la phthisie pulmonaire (maladie tuberculeuse des poumons) ; on l'a nommée à cause de cela *phthisie laryngée*. Les altérations organiques du larynx qui en sont la suite peuvent être considérables et s'étendre sur les divers points de sa cavité. Ce sont le plus souvent des ulcérations, tantôt petites et en quantité innombrable, tantôt larges et profondes; d'autres fois les ligaments sont altérés, ramollis, l'inflammation se propage aux cartilages, qui s'ossifient et finissent par se carier. La douleur que le malade éprouve semblerait devoir augmenter en raison du nombre et de la gravité des ulcérations; mais ce rapport n'existe pas dans la plupart des cas. L'altération de la voix est un symptôme plus caractéristique : elle consiste, au début, dans une espèce d'enrouement qui peut présenter une foule de nuances. « Pendant un espace de temps plus ou moins considérable, l'enrouement est intermittent : il est produit ou augmenté par le passage d'une température moyenne à une température froide, et surtout par le passage du froid au chaud; par l'abus et même l'usage des plaisirs vénériens; il est d'autant plus considérable que l'on s'éloigne davantage du moment du réveil; souvent il est très sensible lorsque le malade éprouve un vif besoin de manger, et il disparaît après le repas; il augmente aux approches de l'époque menstruelle. Lorsque les altérations sont devenues graves, l'enrouement est continu et persiste quelquefois jusqu'à la fin; d'autres fois il est remplacé par la perte de la voix. Celle-ci est d'abord intermittente : ainsi, la voix complétement éteinte le soir est seulement enrouée le matin, au moment du lever, et immédiatement après le repas. Enfin la perte de la voix devient permanente » (Trousseau et Belloc). La toux, les crachats, la respiration même n'offrent rien de particulier, si ce n'est dans la période extrême de la maladie, où la respiration devient très difficile et sifflante. La déglutition est d'autant plus douloureuse qu'elle provoque continuellement la toux, surtout lorsque l'épiglotte altérée ne recouvre plus assez bien l'ouverture supérieure du larynx pour empêcher une partie des matières liquides de pénétrer dans cet organe.

La maladie marche d'abord très lentement, et elle peut continuer ainsi pendant plusieurs années, en présentant tantôt des améliorations, tantôt des recrudescences; il est possible alors d'obtenir la guérison. Mais lorsque les ulcérations ont fait des progrès et que la maladie se présente avec tous ses graves symptômes, surtout chez un individu poitrinaire ou disposé à cette affection, il est rare qu'elle ne résiste pas à tous les traitements. Du reste, cette maladie, par elle-même, entraîne rarement la mort : quand ce résultat funeste a lieu, il est toujours dû soit à l'amaigrissement, à la fièvre de consomption dans laquelle les troubles de la respiration et de la déglutition ont plongé le malade, soit à l'asphyxie par suffocation, soit à la maladie de poitrine qui l'accompagne, nous pouvons même dire la précède si souvent.

L'inflammation chronique du larynx est rare chez les enfants et chez les vieillards. Le froid et l'humidité, les tempéraments mous, certaines professions qui exposent à l'introduction dans le larynx de corps irritants, celles de carrier, de tailleur de pierre, de plâtrier, de meunier, de broyeur de couleurs, etc., prédisposent à cette affection.

Le traitement de cette maladie exige pour première condition le repos de l'organe : ainsi, le malade devra parler très bas, ou même s'abstenir de parler, selon le degré de l'affection. Le froid et l'humidité seront surtout évités. L'inflammation simple guérit ordinairement quand on ajoute à ces précautions quelques bains de pieds sinapisés et de légers purgatifs. Les boissons adoucissantes, bien sucrées, complètent le traitement. Dans l'inflammation grave, on a recours à des moyens plus actifs : on place ordinairement un vésicatoire à la nuque, ou, comme l'ont fait MM. Trousseau et Belloc, on pratique deux ou trois frictions par jour sur le larynx même avec la pommade suivante : (tartre stibié, 4 grammes; axonge, 12 grammes) « Ces frictions, disent ces auteurs, doivent être continuées quelques jours de suite, et on ne doit pas les abandonner au moment où elles commencent à faire naître des pustules; il faut au contraire persister jusqu'à ce que l'éruption soit très abondante. Lorsque ensuite les croûtes commencent à tomber, il faut recourir au même moyen, et ainsi deux fois par mois, tout le temps que dure la maladie. » Il y aurait peut-être quelque inconvénient à employer ces frictions chez les femmes, en raison des cicatrices que les pustules laissent souvent. La toux sera calmée par l'usage de certains médicaments soit à l'intérieur, soit à l'extérieur : par cette dernière voie on administre la thridace (thridace, 50 centigrammes; infusion de mauves, 100 grammes; sirop de gomme, 20 grammes; par cuillerées dans la journée) ou la ciguë (neuf pilules par jour contenant chacune 10 centigrammes d'extrait de ciguë). Nous avons obtenu très souvent d'excellents résultats en faisant fumer par le malade des feuilles de datura stramonium ou de belladone. Les femmes à qui ce moyen répugne ordinairement, l'emploient sous forme de fumigations. On brûle les susdites feuilles dans un vase disposé de manière à pouvoir être recouvert par un entonnoir dont on dirige le conduit dans la bouche. Lorsque la respiration est sifflante et très difficile, on doit chercher à modifier les parties malades en portant directement sur elles des médicaments plus efficaces : ce sont le sulfate de zinc ou de cuivre en poudre, mêlés à trente-six fois leur poids de sucre; l'alun (une partie pour deux de sucre). La manière de les faire parvenir dans le larynx, qui semble difficile au premier abord, est cependant fort simple. Dans un tube de 20 à 25 centimètres de long et d'un diamètre intérieur de 4 ou 5 millimètres, on place, à l'une des extrémités, 15 ou 20 centigrammes de la poudre à insuffler : après avoir recommandé au malade de faire une grande expiration de manière à chasser de la poitrine le plus d'air possible; on introduit très profondément dans sa bouche l'autre extrémité du tube. Cette manœuvre doit être rapide, et terminée avant que le malade ait commencé son mouvement d'inspiration. On ferme alors sa bouche en appliquant les lèvres contre le tube, et l'air qui se précipite pour compléter l'acte de la respiration entraîne la poudre dans l'arrière-bouche. Si, comme nous l'avons recommandé, on a eu soin d'introduire profondément le tube, une partie de la poudre s'arrête dans la gorge, mais une autre partie pénètre dans le larynx et produit l'effet désiré. Il y a toujours alors des secousses de toux involontaire qui annoncent d'une manière certaine l'arrivée du médicament sur les parties affectées; mais le malade doit faire tous ses efforts pour ne se point livrer à des mouvements qui détruiraient tout le bénéfice de l'opération en chassant le médicament hors du larynx. Ces manœuvres peuvent être répétées tous les jours ou tous les deux jours, selon qu'on le jugera convenable. Le même traitement est indiqué lorsqu'il existe des ulcérations dans le larynx; seulement on emploie alors quelquefois des poudres plus actives, comme le calomel (une partie pour douze de sucre), le précipité rouge de mercure ou le nitrate d'argent (une partie pour trente-six de sucre). Enfin, il est pour les cas extrêmes des moyens que le médecin seul peut employer.

La maladie qui se rapproche de la précédente et est connue sous le nom de *croup* sera décrite avec les maladies des enfants (1), chez qui on l'observe presque exclusivement. Nous ne ferons que mentionner en passant une maladie dans laquelle la partie interne du larynx de-

(1) Voir *Traité des maladies des enfants*, par le docteur H CROSILHES, in-8°. Chez MOQUET, libraire, cour de Rohan, 3, passage du Commerce, et chez l'AUTEUR, rue St-Nicolas d'Antin, 9.

vient le siége d'un gonflement extrême par l'infiltration d'une humeur plus ou moins épaisse. Cette affection, toujours difficile à reconnaître, est le plus souvent au-dessus des ressources de l'art, et le malade périt par suffocation, si le médecin ne pratique point l'ouverture du larynx.

Le larynx peut être le siége de plusieurs autres affections qui ont pour principal et souvent unique symptôme la perte de la voix : tantôt c'est à l'altération de l'une de ses parties constituantes ou de la membrane muqueuse qu'on peut rapporter cet accident, tantôt c'est une affection purement nerveuse, ou inexplicable dans quelques cas. Nous avons déjà vu que l'inflammation, le gonflement intérieur du larynx modifiaient toujours la voix d'une manière plus ou moins grave; mais cet accident se manifeste quelquefois sans qu'il existe la moindre lésion soit sur le larynx, soit sur les cordes vocales. Dans quelques cas, c'est la souffrance d'un organe éloigné qui réagit sur la voix : ainsi, elle est altérée dans certaines maladies de l'estomac ou du ventre, et l'on voit fréquemment des relations étroites entre les organes de la génération et la voix. Il n'est peut-être personne qui n'ait eu occasion de remarquer des changements graves dans la voix des femmes vers leur époque mensuelle. Nous lisons dans le *Dict. de médecine* qu'une jeune femme perdait complétement la voix quelques jours avant l'apparition des règles, et la recouvrait trois ou quatre heures après l'écoulement. Une autre jeune femme, qui possédait une voix magnifique, eut la douleur de la voir s'altérer considérablement à la suite d'une longue maladie. Son médecin lui ayant placé un pessaire pour remédier à une descente de matrice dont elle était atteinte, sa voix revint aussi fraîche, aussi étendue qu'auparavant. Les hommes sont sujets aux mêmes accidents : M. Tanchou rapporte deux faits de ce genre. Un individu contracte une blennorrhagie (chaude-pisse) : il perd la voix pendant toute sa durée; un autre voit survenir une inflammation du testicule à la suite d'une cautérisation du canal de l'urèthre, et il perd la voix pendant un mois, durée de la maladie. Dans un grand nombre de cas, la perte de la voix est due à un trouble du système nerveux, comme on l'observe dans l'apoplexie, l'inflammation du cerveau, l'hystérie, l'épilepsie, etc. Quelques médicaments de la classe de ceux qu'on appelle *narcotiques* peuvent produire cet accident. Un homme et une femme qui mangèrent une espèce de galette dans laquelle on avait introduit des feuilles cuites de jusquiame furent pris de vertiges et perdirent momentanément la voix. D'autres individus à qui on avait donné à boire du vin dans lequel on avait fait infuser des graines de datura stramonium (vulgairement *pomme épineuse*) perdirent la voix pendant plusieurs heures. On conçoit très bien l'action de ces médicaments sur le système nerveux ; mais comment expliquer d'une manière aussi satisfaisante la suppression complète de la voix après une vive émotion, une grande colère, etc.? Nous trouvons dans les auteurs des faits nombreux qui constatent ce dernier point : une dame surprend son mari en flagrant délit d'adultère : elle perd la voix tout à coup ; une jeune fille perd la voix dans la convalescence d'une fièvre grave : on prescrit l'application sur le cou d'un large vésicatoire, et l'émotion que lui cause cette prescription fait disparaître l'accident. Une dame, à qui deux médecins distingués de Paris donnaient des soins, fut privée de la voix pendant plusieurs années, par suite d'un excès de joie succédant à une vive inquiétude. On avait employé en vain tous les médicaments imaginables, et l'on était en droit de ne plus compter sur la guérison lorsque, à la suite d'une vive émotion qu'éprouva cette dame, sa voix revint comme auparavant. L'auteur qui rapporte ce fait ajoute que, depuis cette époque, des causes analogues ont pendant deux fois ramené et suspendu cette affection, chez la même personne. Nous avons vu, ces jours derniers, un petit garçon de dix ans qui, en jouant avec ses camarades, fut renversé par eux et soumis à des chatouillements longtemps prolongés. Ces sensations continuelles lui firent pousser des cris si forts que, lorsqu'il se releva, la voix fut complétement perdue. Quinze jours se sont écoulés depuis lors, et au moment où nous écrivons, non seulement la parole est perdue, mais l'enfant ne peut produire aucun son. Ce petit garçon nous intéressait beaucoup et nous aurions vivement désiré faire quelque chose pour sa guérison. Malheureusement il appartient à un établissement dit *de charité*, dans lequel on paraît s'occuper fort peu de la santé des enfants, et nos prescriptions n'ont point été exécutées. Nous le disons avec un profond regret : ce n'est pas dans les établissements de charité qu'on trouve le plus souvent cette grande vertu chrétienne.

L'altération et même l'extinction de la voix sont dues très souvent à une paralysie momentanée de quelque muscle du larynx, à une sorte de spasme de la glotte, qui résiste à la pression de l'air chassé de la poitrine par les muscles expirateurs. Une personne qui a les plus grands droits à notre dévouement nous écrivait, il y a sept ou huit ans, « qu'elle éprouvait depuis quelque temps une grande difficulté pour chanter, surtout le matin, et quand le temps se dérangeait. Sa voix n'était ni plus faible ni enrouée, mais son gosier faisait l'effet d'une soupape qui tantôt s'ouvre et tantôt se ferme, en sorte qu'à certains moments, et assez fréquemment, elle était obligée d'attendre quelques secondes pour que le son pût se former de nouveau ; plus tard elle éprouva les mêmes inconvénients pour la déclamation et la lecture à haute voix. Cette sorte de spasme avait lieu seulement lorsqu'il fallait élever la voix, car dans la conversation ordinaire, il n'existait point de difficulté. Du reste, la santé générale était parfaite. Plusieurs médecins avaient formulé des prescriptions qui étaient restées sans effet ; les eaux de Cauterets avaient cependant un peu amélioré cet état. » Nous avons oublié de prendre note de nos prescriptions à cette époque ; mais l'année dernière, ayant eu l'occasion d'examiner le cas de plus près, nous fîmes appliquer de chaque côté du larynx un vésicatoire du diamètre d'une pièce d'un franc qu'on entretint pendant quelques jours. Le malade nous écrivit qu'un instant il avait cru à sa guérison complète, sa voix étant revenue avec toute sa plénitude ; mais que cette amélioration n'avait pas tardé à s'évanouir. Nous prescrivîmes plusieurs applications successives de petits vésicatoires qu'on devait faire sécher et remplacer au bout de quelques jours. Depuis près de six mois, à notre bien grand regret, ce malade ne nous a point écrit, bien que nous l'en ayons vivement prié. Comme il est probable qu'il a négligé l'application des vésicatoires, nous les prescrirons de nouveau, en lui recommandant de les panser avec une pommade dans laquelle on fera entrer une petite quantité de strychnine (10 centigr. pour 30 gram. d'axonge) afin de mieux stimuler les nerfs qui animent ces parties. Nous comptons beaucoup sur cette médication. Il est des personnes dont la voix semble faiblir, et qui, par suite de cette conviction, parlent tellement bas qu'on a quelquefois de la peine à les entendre, tans elles craignent de fatiguer les organes. Cette espèce d'inaction leur donne une telle faiblesse que la voix se perd de plus en plus. Nous avons entendu dire plusieurs fois à un professeur de la Faculté de Paris qu'il avait guéri un individu dans de pareilles circonstances, en lui recommandant tout simplement de faire une forte inspiration et de parler immédiatement le plus haut possible. Ce moyen ne nous a point réussi dans le cas précédent.

Nous n'avons rien à dire des corps étrangers introduits dans le larynx : ceux qui sont insolubles peuvent être chassés par les efforts de vomissement qu'on doit chercher à déterminer ; mais pour peu qu'ils soient descendus profondément, ils causent ordinairement des accidents qui entraînent la mort si on n'en pratique pas l'extraction ; les liquides sont toujours chassés par la toux qu'occasionne leur introduction, comme cela arrive quelquefois lorsqu'on boit avec rapidité, et tout se borne là. Les vapeurs et les gaz portés dans le larynx par la respiration agissent selon les propriétés irritantes qu'ils possèdent. Il nous suffit de constater ici qu'ils donnent lieu à une toux plus ou moins grande et à une inflammation locale disparaissant bientôt quand on se soustrait à leur influence.

DE LA POITRINE.

La poitrine, connue en médecine sous le nom de *thorax*, est une espèce de cage osseuse, destinée à contenir et à protéger les principaux organes de la respiration et de la circulation. Elle est formée par vingt-quatre arcs osseux, douze de chaque côté, qui s'articulent en arrière avec les pièces correspondantes de la colonne vertébrale, et en avant, par l'intermédiaire d'un cartilage, avec un os aplati qu'on appelle le *sternum* (Voir la planche II, fig. 1, *a*). Les deux dernières côtes ne s'articulent point en avant, aussi les a-t-on appelées *côtes flottantes*. Quelquefois on en trouve vingt-six, treize de chaque côté. Cette charpente osseuse, recouverte à l'extérieur par les muscles et la peau, est tapissée à l'intérieur par une espèce de sac membraneux, et contient des organes extrêmement importants : le *cœur*, centre de la circulation, qui, par ses mouvements alternatifs de resserrement et de dilatation, pousse dans les artères le sang destiné à porter la vie dans toutes les parties du corps, et reçoit, par les veines, ce même sang qui, après avoir rempli ses fonctions vivifiantes, a besoin, pour recouvrer ses propriétés, de subir une nouvelle élaboration dans les *poumons*. Ceux-ci, organes essentiels de la respiration, sont au nombre de deux, séparés l'un de l'autre par la membrane dont nous avons parlé, qui leur constitue deux enveloppes distinctes. Ils remplissent presque toute l'étendue de la poitrine. « Dans chaque individu, dit M. Cruveilhier, la capacité du thorax est rigoureusement proportionnelle au volume des poumons ; et comme, d'une part, le volume des poumons mesure en général l'énergie de la respiration ; comme, d'une autre part, l'énergie de la respiration mesure celle de la vigueur musculaire, on ne sera pas étonné qu'une vaste poitrine, qui coïncide avec de larges épaules, soit l'attribut du tempérament sanguin et athlétique. » Le tissu des poumons se compose d'une foule de petites cellules dont un certain nombre communiquent entre elles et forment une réunion à laquelle on a donné le nom de *lobule*. Ces lobules sont distincts les uns des autres et n'ont aucune communication entre eux. De chacun part une ou plusieurs veines, un petit rameau artériel et un petit canal destiné au passage de l'air. Les veines et les artères se rendent au cœur ou en viennent ; quant au canal aérien, nous allons voir son origine. En décrivant le larynx, nous avons dit que ce tube se continuait en bas avec la trachée-artère, canal vertical de dix à douze centimètres de longueur, qui pénètre dans la poitrine étant en rapport immédiat par sa face postérieure avec l'œsophage, ce qui explique très bien, pour le dire en passant, la suffocation à laquelle on est exposé quand des corps étrangers sont arrêtés à cette hauteur. Arrivée dans la poitrine, la trachée-artère (Pl. I, fig. 1, *a*) se divise en deux branches nommées *bronches*, la droite plus grosse, mais moitié moins longue que la gauche. Ces bronches elles-mêmes, avant de pénétrer dans le poumon, se divisent, et ces divisions, à mesure qu'elles pénètrent dans la substance pulmonaire, se subdivisent de manière à envoyer une ramification dans chaque lobule, ainsi que nous l'avons dit. Le cœur, enveloppé et maintenu par une membrane spéciale qu'on nomme *péricarde*, est placé dans l'espace qui sépare les deux poumons et porte principalement sur le poumon gauche, excavé pour le recevoir ; il se dirige obliquement de droite à gauche, et sa pointe est en rapport avec les parois de la poitrine sur lesquelles, en appliquant la main, on sent les pulsations d'une manière distincte. Les organes contenus dans la poitrine sont séparés de ceux qui remplissent la cavité connue vulgairement sous le nom de *ventre* par un muscle en forme de voûte ; c'est le diaphragme. Ici surtout nous regrettons bien vivement que les bornes de notre ouvrage nous interdisent de pénétrer dans le domaine de la physiologie, tant il y a d'intérêt à étudier les fonctions de ces organes ; mais notre tâche est assez longue pour que nous ayons à cœur de ne point franchir ses limites. Nous allons donc passer en revue les maladies de ces organes qui seront à la portée des gens du monde ; mais nous garderons le silence sur un bien plus grand nombre, en raison des difficultés qu'on éprouve toujours pour les reconnaître et leur appliquer un mode de traitement. Pour l'intelligence des descriptions, nous avons fait graver la charpente osseuse de la poitrine dans la planche II, fig. 1, et dans la fig. 2, les divers organes selon la position qu'ils occupent. La paroi antérieure de la poitrine est enlevée : on aperçoit les poumons et le cœur dans leur position respective. Les poumons sont maintenus écartés par des crochets afin de découvrir les attaches du cœur ; les canaux dont on aperçoit les coupes sont des artères, qui conduisent le sang dans les diverses parties du corps, ou des veines, qui le ramènent au cœur. En bas on voit le diaphragme qui sépare la poitrine du ventre, et au-dessous de lui, les organes contenus dans cette dernière cavité.

FRACTURES DES COTES.

Les côtes, en raison de leur mobilité, de leur mode d'articulation, ne se fracturent pas aussi souvent qu'on pourrait le croire d'après leur position superficielle ; celles qui occupent le milieu dans la hauteur de la poitrine sont plus exposées que les autres à cet accident. On est appelé à les observer plus souvent chez les vieillards, dont les os sont naturellement durs et fragiles. Une vive douleur, fixée dans le côté et augmentant à chaque mouvement que fait le malade pour respirer ou pour tousser, est un signe des plus constants ; il éprouve d'ailleurs sur le siége de la douleur une sensation de craquement qui se manifeste pendant l'acte de la respiration. Si on porte les mains sur l'endroit indiqué, en pressant légèrement, on perçoit souvent ce bruit particulier de froissement que nous avons déjà fait connaître sous le nom de *crépitation.* La fracture des côtes est une maladie peu grave quand elle existe sans complication ; mais quelquefois les fractures survenues à la suite de violentes pressions peuvent déterminer la contusion du poumon ou son inflammation.

Le traitement des fractures des côtes est on ne peut pas plus simple : le malade est mis à la diète pendant les premiers jours ; on se contente de lui donner des boissons adoucissantes ; le corps est entouré d'une serviette assez fortement serrée pour empêcher les mouvements de la poitrine pendant la respiration. Mais, comme ce bandage se relâche facilement, un chirurgien de Paris a conseillé d'entourer la poitrine d'une simple bande de linge et d'appliquer sur celle-ci une autre bande de sparadrap ayant une largeur de trois doigts et une longueur suffisante pour faire deux fois le tour du corps. Si même on avait affaire à des individus peu sensibles, ayant la peau rude et épaisse, on pourrait se contenter d'appliquer le sparadrap sans la bande. Nous recommandons vivement ce moyen si simple et si sûr en même temps. Au bout de vingt-cinq à trente jours la fracture est consolidée. « Il est inutile, dit avec raison Boyer, de s'arrêter à démontrer le ridicule de l'idée que les côtes sont susceptibles de s'enfoncer et d'être relevées par un procédé mécanique. Cette opinion vulgaire, née de l'ignorance des empiriques, est contraire à toutes les notions acquises et ne mérite pas d'être réfutée. » Lorsque la fracture se présente avec des symptômes plus graves qui annoncent les complications dont nous avons parlé, il est urgent qu'on appelle au plus vite le médecin, car il pourrait survenir des accidents dont le résultat serait funeste.

Ce que nous venons de dire s'applique aux fractures de l'os connu sous le nom de *sternum*, qui ferme en avant la cavité de la poitrine. Les autres maladies qui attaquent ces os sont du ressort exclusif du médecin, car elles nécessitent de petites opérations.

PLAIES.

Les plaies de la poitrine diffèrent considérablement de gravité selon qu'elles pénètrent ou non dans la cavité et atteignent l'un des organes qui y sont contenus. Celles qui sont bornées aux parois de la poitrine guérissent facilement, à moins qu'elles n'aient intéressé un vaisseau sanguin assez considérable. Dans ce cas, elles pourraient avoir des suites extrêmement funestes, et on devrait exercer sur la plaie une compression convenable pour arrêter l'écoulement du sang jusqu'à l'arrivée du médecin. Lorsque aucun accident consécutif ne se manifeste, que la plaie ait été produite par un instrument piquant ou tranchant, on doit réunir promptement ses bords et les maintenir en contact avec des bandelettes de sparadrap sur lesquelles on applique un bandage qui entoure la poitrine.

Les plaies qui pénètrent dans l'intérieur de la poitrine ne sont presque jamais simples : elles intéressent le plus souvent soit le poumon, soit le cœur ou l'un des gros vaisseaux sanguins, et présentent des caractères différents selon les cas. « Les signes de la pénétration de ces plaies se déduisent de l'entrée et de la sortie alternatives de l'air et quelquefois de l'issue d'un sang vermeil et écumeux entre leurs bords. Le poumon est certainement blessé lorsque, en même temps que ces phénomènes se manifestent, du sang est craché en quantité plus ou moins grande. Toutefois, des lésions pulmonaires assez profondes, faites par des instruments piquants très acérés, peuvent exister sans qu'aucun crachat sanguin soit rendu » (Bégin). Les blessures des poumons sont les plus fréquentes ; mais les vaisseaux sanguins et le cœur lui-même sont quelquefois atteints. La complication offre alors plus de gravité, car la mort en est la suite, et elle est amenée presque instantanément par l'irruption du sang dans la poitrine. Cet accident peut, du reste, survenir dans les blessures du poumon. Mais les accidents les plus fréquents sont, dans ce cas, l'inflammation du poumon lui-même et l'introduction de l'air dans le tissu cellulaire, maladie connue sous le nom d'*emphysème*.

Quand un individu vient de recevoir une blessure de ce genre, on doit se hâter de réunir les lèvres de la plaie par un morceau de taffetas gommé ou de diachylon, ou, si on est privé de ces objets, on peut se contenter de recouvrir la plaie avec un peu de charpie et par-dessus avec des compresses trempées dans des liquides résolutifs, comme l'eau blanche, ou, à son défaut, l'eau salée, et maintenues en place par un bandage de corps. On pratique ordinairement une forte saignée, et si on était privé de ce moyen par l'absence ou le retard du médecin, on devrait faire une forte application de sangsues, de manière à faire perdre une assez grande quantité de sang. Si la plaie était très large et qu'une portion du poumon s'échappât au dehors, il faudrait la faire rentrer doucement, avant toute chose ; cette complication, quoique sérieuse et offrant des difficultés, n'est pas aussi grave qu'on pourrait le croire au premier abord, car nous avons de nombreux exemples d'individus revenus à la santé, malgré qu'on leur eût coupé une partie du poumon qui s'était gangrenée après être sortie par la plaie. Quand on aura donné les premiers soins au malade, on veillera à ce qu'il soit dans une tranquillité et un repos parfaits. Telle est la conduite qu'on doit suivre en attendant l'arrivée du médecin ; nous ne poursuivrons pas l'indication d'un traitement qui lui est exclusivement réservé, et nous allons nous occuper immédiatement des maladies qui ont pour siége les organes contenus dans la poitrine, en commençant par les voies respiratoires.

BRONCHITE.

(Rhume, catarrhe, fièvre catarrhale, grippe.)

« La bronchite est l'inflammation de la membrane muqueuse des bronches, inflammation caractérisée le plus ordinairement, à l'état aigu, par une toux plus ou moins fréquente, accompagnée et suivie de l'expulsion de mucosités, d'abord transparentes, glaireuses, peu abondantes, plus tard épaisses, opaques, assez copieuses, avec sentiment d'une douleur plus ou moins vive, généralement répandue dans toutes les parties de la poitrine et plus particulièrement au-dessous du sternum, sans manque de respiration bien prononcée, ni fièvre bien vive. La bronchite succède fort souvent au coryza (rhume de cerveau). Il est peu d'affections qui soient aussi communes que la bronchite : on citerait difficilement un individu qui aurait été exempt, dans le cours d'une assez longue carrière, des atteintes du mal dont nous parlons. Dans la forme la plus légère, la bronchite est à peine une modification à l'état habituel; dans sa forme la plus intense, elle devient un accident très fâcheux, dont la terminaison est souvent fatale » (*Compend.*).

La bronchite légère n'a pas assez d'importance pour que nous nous occupions d'elle. La bronchite intense, au contraire, présente dans sa marche trois périodes bien distinctes. Dans la première, ou période d'invasion, le malade éprouve un sentiment de lassitude dans tous les membres, une douleur de tête assez prononcée, et le plus souvent il est atteint de coryza (rhume de cerveau). Il perd l'appétit, mais en même temps la soif augmente; il est souvent constipé, son urine est rouge et peu abondante. A mesure que la maladie marche, le timbre de la voix s'altère, une cuisson, une sècheresse douloureuses se font sentir dans le larynx et à la partie supérieure de la poitrine occupée par les bronches, et le gonflement de la membrane muqueuse donne ieu à un chatouillement continuel qui provoque des secousses de toux sèche extrêmement fatigante. Ces symptômes augmentent vers le soir. Après un laps de temps qui varie de quelques heures à deux ou trois jours, la maladie atteint sa deuxième période. La toux est plus fréquente et revient par quintes; mais le malade, après beaucoup d'efforts, rejette quelques crachats gluants, semblables à du blanc d'œuf; la douleur de poitrine continue à se faire sentir, souvent même elle se propage entre les deux épaules. Si on appuie l'oreille sur la poitrine du malade, on entend des bruits particuliers, des râles, des sifflements indiquant le passage de l'air à travers les liquides épais qui séjournent dans les bronches. La durée de cette période est variable; mais elle ne se prolonge guère au-delà de six ou sept jours. La troisième période, que les anciens appelaient *période de coction*, par opposition à la deuxième, nommée *période de crudité*, se manifeste par la diminution de violence des symptômes : les quintes de toux sont moins fortes, moins douloureuses; les crachats sont rendus plus facilement, ils sont épais, jaunâtres ou verdâtres. Les douleurs de poitrine se font encore un peu sentir, mais elles disparaissent bientôt; enfin la fièvre tombe, et le retour vers l'état de santé se manifeste de plus en plus. La durée de cette période se prolonge ordinairement pendant plusieurs semaines, quelquefois même beaucoup plus longtemps; mais elle n'a alors aucune importance et consiste uniquement dans un peu de toux, accompagnée de crachats épais et verdâtres. Cet état particulier cesse au bout d'un certain temps; mais assez souvent la maladie tend à passer à l'état chronique, et elle est connue alors vulgairement sous le nom de *catarrhe.*

Selon les caractères qu'il présente, le catarrhe a été appelé *catarrhe sec* ou *catarrhe pituiteux*. La première forme se reconnaît à des quintes d'une toux sèche et sonore, qui se terminent par l'expulsion de petits crachats ramassés en grumeaux épais comme de l'empois, et de couleur gris de perle. Si on porte l'oreille sur la poitrine, on n'entend point ou presque point le bruit de la respiration sur les parties du poumon qui sont affectées. La respiration est ordinairement courte et gênée ; l'asthme ou l'emphysème pulmonaire sont la terminaison assez fréquente de ce catarrhe. Le catarrhe pituiteux présente deux variétés. Dans l'une il débute brusquement comme une maladie aiguë : « que le malade ait déjà présenté quelques troubles dans les actes de la respiration; que, loin de là, il n'éprouve, avant ce flux bronchique, ni difficulté de respirer, ni toux, ni aucun phénomène indiquant la souffrance du poumon, la maladie n'en affecte pas moins une marche soudaine et rapide; en peu d'heures de malaise, souvent en quelques minutes, la toux se manifeste tout à coup, avec une grande fréquence, courte, fatigante, peu sonore ; la difficulté de respirer prend un haut degré de violence ; le malade est en butte à des angoisses affreuses ; sa face se congestionne et prend une teinte livide, les veines du cou se gonflent ; des vertiges, des étourdissements, une tendance à la torpeur se développent, les extrémités se refroidissent, on s'attend à une mort prochaine, lorsque ces efforts amènent l'expulsion d'une énorme quantité de crachats limpides, semblables à du blanc d'œuf qui n'a pas été cuit. Ces crachats sortent si abondamment que le malade semble vomir. Quelques heures se passent ; la respiration se fait plus libre, la circulation n'est plus interrompue, et tout rentre dans le calme de la santé. Il peut arriver cependant que le liquide étant apporté sans cesse dans la trachée-artère et le larynx, et remplissant ces canaux avant que l'expectoration puisse les en débarrasser, la mort survienne par suffocation » (*Compend.*). L'autre variété, beaucoup plus commune que la précédente, s'établit ordinairement peu à peu chez les individus qui ont éprouvé successivement plusieurs bronchites. Lorsqu'elle a pris tout son développement, elle se manifeste sous forme d'attaques qui surviennent assez régulièrement le matin et le soir, et, chez quelques individus, immédiatement après le repas. Ces attaques consistent en des secousses de toux suivies de l'expulsion de crachats tellement abondants qu'on a vu des malades en rendre quatre livres dans moins de deux heures. Cette évacuation peut persister pendant longtemps sans que la santé paraisse altérée d'une manière notable ; mais le plus souvent, lorsqu'elle se prolonge, le malade maigrit, il est évidemment plus faible. A mesure qu'il avance en âge, son état, loin de s'améliorer, s'aggrave de plus en plus, ses quintes sont plus fréquentes et plus longues, la difficulté de la respiration augmente, il y a un véritable *asthme*. A cette période, le malade finit par trouver la mort dans la suffocation. Il est une autre variété de bronchite qui se présente avec des caractères particuliers et qui règne épidémiquement; elle est connue sous le nom de *grippe*, et en raison de son importance, nous lui consacrerons un article spécial. La variété connue sous le nom de *coqueluche* sera décrite avec les maladies des enfants (1), chez qui on la rencontre presque exclusivement.

Le froid est une des causes les plus fréquentes de la bronchite; elle est fréquente surtout en automne et au printemps. Les enfants et les vieillards y sont fort exposés, et chez ceux-ci surtout elle a de la tendance à devenir chronique. Du reste, c'est une chose remarquable, qu'on est d'autant plus exposé à contracter la maladie qu'on en a déjà été atteint un plus grand nombre de fois. Les constitutions faibles, les tempéraments lymphatiques prédisposent à la bronchite, et d'après les relevés statistiques, elle est plus fréquente chez les hommes que chez les femmes. La bronchite chronique est une maladie qu'on ne rencontre guère que chez les personnes d'un certain âge, et surtout chez les vieillards. Sous ces deux formes, la bronchite peut avoir de graves complications : nous avons déjà vu qu'elle accompagnait souvent, à l'état aigu, la rougeole, la scarlatine, le coryza (rhume de cerveau), l'angine, et nous verrons bientôt qu'il en est de même pour la pneumonie (inflammation de poitrine), la phthisie pulmonaire, la pleurésie, etc.; à l'état chronique elle est presque toujours compliquée d'emphysème pulmonaire ou de quelque affection du cœur.

Traitement. — La bronchite légère, le simple rhume, cède à un traitement qui est connu de tout le monde : l'usage des tisanes chaudes faites par l'infusion de fleurs de violettes, de mauve, de bouillon blanc, les décoctions de gruau, de dattes, de jujubes, etc., édulcorées avec du miel ou du sucre, ou des sirops de gomme ou de capillaire, des pâtes de guimauve, de lichen, etc. ; le repos dans un appartement exposé à une température modérément chaude; des aliments très légers ; si le mal de tête est trop douloureux, quelques bains de pieds sinapisés, du calme, de la tranquillité, voilà toute la médication. Nous savons bien que quelques personnes guérissent les rhumes à leur début par une médication tout opposée, c'est-à-dire en prenant des

(1) Voir la note de la page 12.

boissons excitantes, comme le vin chaud ou le punch, ou bien, comme l'ordonnait Laennec, une once ou une once et demie de bonne eau-de-vie, étendue dans le double de son poids d'une infusion très chaude de violettes, édulcorée avec du sirop de guimauve et prise le soir avant de se coucher; mais ce moyen, que nous avons prescrit quelquefois nous-même, nous n'osons pas le recommander d'une manière générale, car, pour peu que l'estomac ou les intestins fussent enflammés ou que le malade eût une constitution irritable, le remède pourrait bien devenir pire que le mal. Arrivons au traitement de la bronchite dans toute son intensité.

Si le malade est fort et la fièvre considérable, une copieuse saignée doit être pratiquée ; s'il n'a point une forte constitution ou qu'on ne puisse pas employer la saignée, on doit recourir à une application de sangsues sur la partie de la poitrine où l'on entend des râles abondants. Le malade est mis à la diète, et on lui administre les boissons émollientes que nous avons indiquées ci-dessus. Si le pouls est peu développé, la peau peu chaude et sans transpiration, la langue couverte d'un enduit sale, la bouche pâteuse, la respiration difficile, on doit suivre une tout autre médication et avoir recours aux vomitifs, afin de débarrasser les bronches des mucosités qui les obstruent. L'ipécacuanha et le tartre stibié sont principalement employés. Aux enfants on donne 30 à 40 grammes de sirop d'ipécacuanha tous les deux jours ou même tous les jours jusqu'à ce que l'effet désiré soit produit; les adultes prennent la poudre d'ipécacuanha à la dose de soixante centigrammes à un gramme cinquante centigrammes dans une tasse d'eau tiède qu'on divise en trois doses à prendre à un quart d'heure de distance : si on obtient un résultat avant d'arriver à la dernière dose, on s'abstient de la prendre. Le tartre stibié s'administre à la dose de cinq à dix centigrammes dans trois verres d'eau pris comme pour l'ipécacuanha. On favorise l'action de ces médicaments en faisant avaler au malade une certaine quantité d'eau tiède. Lorsque les selles sont rares, au début de la maladie, on donne avec avantage un purgatif (30 grammes de manne dans une tasse de lait coupé pour les enfants, et pour les adultes, des pilules formées de calomel préparé à la vapeur 25 à 30 centigrammes, et d'aloès 25 centigrammes; une par jour). Lorsque la toux est opiniâtre et fatigante, le malade prendra avec avantage, par cuillerées d'heure en heure, un looch blanc ou une potion gommeuse, avec addition de 30 grammes de sirop diacode, ou bien d'un mélange des sirops diacode et de belladone, 15 grammes de chaque, avec 30 grammes de sirop de gomme, par cuillerées à café toutes les heures. Lorsque la bronchite dure depuis un certain temps et qu'on a lieu de craindre son passage à l'état chronique, on doit chercher à opérer une révulsion, en excitant énergiquement la peau. Selon l'impressionnabilité des individus, on emploie des cataplasmes sinapisés, qu'on laisse plus ou moins longtemps appliqués sur la poitrine selon l'effet produit ; c'est dans le même but qu'on a recours aux emplâtres de poix de Bourgogne. Lorsqu'on veut agir d'une manière plus active, on fait des frictions avec l'huile de croton tiglium ou la teinture alcoolique de cantharides, qui amènent une éruption de boutons. Il y a des personnes qui sont tellement insensibles à ces médicaments qu'on est obligé quelquefois d'avoir recours à une pommade plus active, connue sous le nom de *pommade d'Autenrieth* (tartre stibié 4 grammes, axonge 12 grammes), ou même aux vésicatoires.

Le traitement et surtout la guérison de la bronchite chronique sont bien autrement difficiles : ici plus de saignées, à moins que des accidents extraordinaires n'annoncent une récidive de la bronchite aiguë ; mais les médicaments révulsifs que nous avons indiqués sont extrêmement utiles, surtout lorsque la maladie est passée depuis peu de temps à l'état chronique. Les vomitifs répétés ont surtout été recommandés par Laennec. « J'ai guéri par ce seul moyen, dit ce grand médecin, des catarrhes déjà fort anciens chez les vieillards, et surtout chez les adultes et les enfants. J'ai fait prendre dans l'espace d'un mois, avec un succès complet, quinze vomitifs à une dame de 85 ans. » Les médicaments calmants, dits *narcotiques* ont incontestablement des résultats avantageux. Nous avons prescrit plusieurs fois avec succès le datura stramonium selon la méthode de MM. Trousseau et Pidoux : on mêle des feuilles de datura stramonium (pomme épineuse) avec une quantité égale de feuilles de sauge, et on charge une pipe de deux grammes de ce mélange ou on le roule en cigarettes. On fume comme du tabac ordinaire. Les personnes qui ont l'habitude de fumer mêlent les feuilles de datura avec le tabac, en ayant égard aux doses ci-dessus. On peut fumer une ou plusieurs pipes par jour selon l'effet produit. Le soufre a été employé avec quelque avantage sous toutes ses formes : on donne encore les pastilles de soufre et le sirop de sulfure de potasse ; mais en général on a recours aujourd'hui aux eaux sulfureuses, celles de Bonnes (un litre par jour), d'Enghien (deux ou trois verres par jour), mêlées, comme nous l'avons dit ailleurs, avec moitié de tisane ou de lait dont on diminue insensiblement la quantité jusqu'à ce qu'on puisse les prendre pures. Comme médicaments facilitant l'expectoration, on peut employer le kermès à la dose de 10 à 20 centigrammes dans un looch qu'on prend par cuillerées; les pastilles d'ipécacuanha, de quatre à dix par jour. Le baume de copahu, donné à la dose de 100 gouttes dans 60 grammes de mucilage et autant d'eau sucrée, qu'on prend dans la journée, moitié le matin et moitié le soir, et dont l'usage est continué pendant quelque temps, produit d'excellents effets. Lorsque le malade est trop rebuté par le goût résineux du copahu, on l'administre en lavement. M. Bretonneau, de Tours, a guéri par ce moyen un catarrhe chronique qui avait été pris pendant longtemps pour une phthisie pulmonaire très avancée. Nous n'en finirions pas si nous voulions énumérer tous les médicaments qui ont été dirigés contre la bronchite chronique, maladie qui présente, selon les cas, les indications les plus diverses et guérit très rarement lorsqu'elle existe depuis longtemps. Terminons en donnant les règles hygiéniques que le malade doit suivre : « il doit avant tout se garantir du froid, habiter un appartement chaud, changer de climat s'il se trouve au milieu des brouillards, se couvrir de vêtements de flanelle immédiatement appliqués sur la peau, faire usage soir et matin de frictions alcooliques pratiquées sur toute la surface du corps avec un morceau de flanelle imprégné d'une liqueur aromatique, comme l'eau de Cologne, de lavande, de mélisse, l'alcool camphré, etc., en même temps que la surface du corps est exposée à l'action d'un feu vif et flambant. Il peut avec avantage respirer la vapeur du benjoin, du goudron, des baies de genièvre, etc. Il faut encore que le régime alimentaire habituel au malade soit bien dirigé; souvent c'est à la suite des repas que la toux et l'expectoration s'effectuent avec plus de fréquence : cela tient à la gêne momentanée que l'estomac éprouve par suite de l'ingestion d'aliments trop abondants ou trop difficiles à digérer. Le malade doit vivre sobrement, faire des repas assez nombreux pour ne point distendre l'estomac par un volume trop considérable de substances alimentaires; les viandes noires rôties ou grillées, le gibier; les légumes herbacés, accommodés au jus de viande, un vin généreux, une infusion de café prise après chaque repas, telles sont les substances qui doivent servir de base à son alimentation ordinaire. Il doit combattre la constipation par l'usage des lavements ou de quelques légers purgatifs, et chaque jour faire un peu d'exercice, en prenant toujours le plus grand soin pour éviter le froid et l'humidité. Une vie ainsi réglée met à l'abri des progrès de la maladie, et peut même contribuer puissamment à en dissiper les accidents » (*Compend.*).

GRIPPE.

La grippe, expression dérivée, dit-on, du verbe *agripper*, saisir brusquement, est une maladie qui se rapproche tellement de la bronchite, qu'elle peut être regardée comme une de ses variétés; elle s'en distingue toutefois par des symptômes beaucoup plus caractérisés, et surtout en ce qu'elle règne épidémiquement.

Le début de la maladie s'annonce par un affaiblissement quelquefois subit, quelquefois graduel, mais souvent porté à un tel point que les malades ne peuvent se soutenir sur leurs jambes; ils éprouvent dans tous les membres des douleurs qui augmentent par la pression ou les mouvements, et ils expriment cette souffrance particulière en disant qu'ils ont *le corps brisé.* Le mal de tête, souvent extrêmement douloureux, est tantôt répandu sur toute l'étendue du crâne, tantôt borné à un seul point. Il y a quelquefois des crampes dans les membres, des tremblements nerveux. Le coryza (rhume de cerveau) est un symptôme des plus constants; il y a presque toujours des épistaxis (saignements de nez) plus ou moins abondantes. Le mal de gorge, l'altération de la voix se présentent fréquemment; ils sont accompagnés de toux, de gêne dans la respiration; peu de fièvre. Les fonctions digestives sont plus ou moins altérées : le malade perd l'appétit, sa langue se couvre d'un enduit jaune ou blanchâtre; quelquefois il a des vomissements, de la diarrhée, ou bien une constipation opiniâtre. Mais la grippe ne présente pas constamment cette régularité dans les symptômes, et souvent ils sont assez légers pour que quelques uns échappent à l'attention; dans des cas très nombreux, l'un de ces symptômes prédomine tous les autres et se manifeste avec assez de violence pour que les auteurs aient admis des variétés fondées sur ce seul caractère : ainsi la *grippe délirante* lorsqu'il survient du délire; la *grippe paralytique* lorsqu'il y a un affaiblissement dans la sensibilité et le mouvement; *grippe suffocante* lorsque la difficulté de la respiration est tellement grande que les malades peuvent succomber à l'asphyxie, etc. Nous nous écarterions de notre but si nous voulions décrire ces diverses formes, pour lesquelles il faudrait passer en revue les divers symptômes; il nous suffit d'avoir appelé l'attention sur ce point.

La grippe a une marche assez régulière ; sa durée varie de trois ou quatre jours à quinze, et même au delà. Les personnes sensibles éprouvent toujours pendant un temps plus ou moins long, quelquefois deux ou trois mois, soit de la lassitude, des douleurs dans la tête ou les membres, soit de la toux, bien que la grippe ait complétement disparu.

La grippe n'est point une maladie grave par elle-même : dans la plupart des cas où elle a été suivie de mort, c'est à quelqu'une de ses complications, la pneumonie (inflammation de poitrine), la pleurésie, etc., qu'on pouvait l'attribuer, ou bien c'est parce qu'elle attaquait des individus déjà atteints de phthisie pulmonaire, de bronchites chroniques, ou d'autres maladies graves dont elle augmentait l'intensité. C'est là l'unique cause de la fréquence des mortalités dont on accuse la grippe. Elle attaque les deux sexes dans la même proportion, quels que soient l'âge et le tempérament. Un fait bien certain, c'est que la grippe est une maladie essentiellement épidémique; mais la cause de sa transmission nous est inconnue. On l'a attribuée aux variations de l'atmosphère : cette assertion tombe d'elle-même, puisque les épidémies de grippe se sont montrées plusieurs fois par une température constamment égale, et il vaut mieux avouer notre ignorance sur ce point.

Traitement. — La grippe légère disparaît souvent sans qu'on lui ait opposé aucun médicament, et elle cède toujours à quelques boissons émollientes, au repos et à la diète. Lorsqu'elle est plus intense, on doit avoir égard pour le traitement au symptôme qui prédomine : s'il y a un état inflammatoire très marqué, on aura recours à une saignée ou à une application de sangsues à l'anus; si la bouche est mauvaise, la langue chargée, jaunâtre, on emploiera avec succès un vomitif. Contre les douleurs qui existent quelquefois avec assez de persistance sur un endroit fixe, on dirigera, selon les circonstances, soit des frictions sèches ou avec de l'eau-de-vie camphrée, ou bien du baume tranquille, du laudanum, soit des applications de cataplasmes émollients. Lorsque les douleurs sont générales, on obtient du soulagement par l'emploi des bains et des boissons sudorifiques (infusion chaude de bourache, décoction de salsepareille). Lorsque la toux est sèche, fatigante, on doit s'attacher à la calmer : on y parvient ordinairement par la préparation suivante : Extrait de belladone, 20 centigr.; extrait gommeux d'opium 5 centigr.; sirop de valériane, quantité suffisante pour 12 pilules, à prendre une toutes les deux heures. Si la toux est humide et que les crachats viennent difficilement, on aura recours aux pastilles d'ipécacuanha, à la tisane de bourgeons de sapin, et même, si ces moyens sont insuffisants, à l'application d'un vésicatoire sur la poitrine ou entre les deux épaules. Contre la diarrhée on administre les lavements amidonnés, l'eau de riz édulcorée avec le sirop de coings, etc. En résumé, le traitement de la grippe est, à peu de chose près, celui de la bronchite, et nous renvoyons, pour plus de détails, à ce que nous avons dit sur cette affection.

ASTHME.

L'asthme est une maladie caractérisée par la difficulté et la fréquence de la respiration, qui se manifeste sous forme d'accès survenant à des époques irrégulières, et dans l'intervalle desquels les individus jouissent d'une santé parfaite.

Les accès d'asthme arrivent presque toujours d'une manière brusque ; quelquefois cependant ils sont précédés par une oppression au creux de l'estomac, par une sorte de gonflement de cet organe. C'est ordinairement la nuit qu'ils ont lieu, de six heures du soir à deux heures du matin. « Si le malade est couché il se lève aussitôt et se tient dans une position droite ; il se plaint d'une gêne et d'une constriction très forte dans toute la poitrine ; la respiration est d'abord lente, bientôt elle s'embarrasse, la difficulté de l'acte respiratoire augmente de plus en plus, et tous les muscles qui servent à son accomplissement finissent par entrer dans un véritable état de convulsion. C'est alors qu'on voit le patient réunir toutes ses forces pour dilater sa poitrine, saisir les corps qui l'environnent, renverser sa tête en arrière. Les inspirations sont brusques, presque aussitôt interrompues ; aussi le malade les répète-t-il à de courts intervalles, et demande-t-il d'une voix brève et entrecoupée qu'on lui donne de l'air frais. Cette constriction insurmontable, qui l'opprime et qui s'oppose à la libre entrée de l'air, le plonge dans une agitation et une anxiété extrêmes; il croit à chaque instant qu'il va succomber, et cette crainte contribue aussi à accroître ses angoisses. Il sort de son lit, fait ouvrir les fenêtres et se plaint encore de manquer d'air. Il ne peut ni tousser, ni cracher, ni éternuer, ni parler librement. Le visage est pâle, livide et gonflé, la peau couverte de sueur, les mains et les pieds sont froids. Lorsque l'accès est intense, le malade vomit; quelquefois c'est une bile verdâtre ou jaune; d'autres fois ce sont les aliments contenus dans l'estomac » *(Compend.)*. Cet état, plus ou moins prononcé, se prolonge ordinairement pendant trois ou quatre heures, et disparaît à mesure que le jour arrive. L'asthmatique commence à respirer plus librement, la toux s'humecte; bientôt il rend par les crachats un liquide gluant et en telle abondance que dans quelques heures il peut remplir plusieurs cuvettes. Dès lors tous les symptômes diminuent d'intensité : à la souffrance et à l'inquiétude succèdent un calme et un bien-être remarquables; le malade ressent un peu de fatigue qui ne tarde pas à lui procurer un sommeil réparateur, au bout duquel il se trouve dans son état de santé habituel.

L'accès revient quelquefois la nuit suivante, tantôt après une journée de calme parfait, tantôt après de légers symptômes précurseurs, une oppression dans la poitrine, un gonflement au creux de l'estomac. Chez certains asthmatiques les accès reviennent périodiquement à époques fixes, quelquefois régulièrement tous les mois, par exemple chez les femmes à l'époque de leurs règles.

Les causes déterminantes des accès d'asthme sont, en première ligne, les variations atmosphériques : on a remarqué qu'ils étaient beaucoup plus fréquents dans les pays humides et marécageux, ou exposés à l'action des vents rapides. Certains asthmatiques sont tellement sensibles au déplacement brusque de l'air qu'il suffit de marcher rapidement devant eux pour leur occasionner de cruelles souffrances. Certaines odeurs, qu'elles soient fortes ou faibles, agréables ou désagréables, peuvent donner lieu à des accès. Nous avons connu un pharmacien qui était pris d'asthme toutes les fois qu'il était obligé de déboucher un flacon d'ammoniaque. On a rapporté l'histoire d'un moine qui tombait sans respiration et semblable à un homme étouffé quand il mangeait du poisson frit à l'huile, et celle de la femme d'un pharmacien qui avait un accès d'asthme toutes les fois qu'on pulvérisait de l'ipécacuanha dans un laboratoire assez éloigné de son appartement. L'approche d'un orage, les exercices violents, les émotions fortes, les écarts de régime, une alimentation trop nutritive, l'usage des boissons alcooliques sont des causes très fréquentes.

L'asthme est si souvent compliqué de quelque maladie du cœur ou de ses gros vaisseaux que beaucoup de médecins l'ont regardé non comme une maladie essentielle, mais comme le symptôme d'une de ces lésions. Il est cependant bien certain qu'il existe quelquefois indépendamment de toute autre affection. Cette distinction est très importante pour le pronostic, car lorsque l'asthme existe sans complications, ce n'est point une maladie dangereuse par elle-même. On est si bien convaincu de cela dans le monde, que, d'après la croyance vulgaire, un asthme est un brevet de longue vie. Cette proposition n'est vraie que jusqu'à un certain point. Une foule d'exemples ont prouvé que la disposition à l'asthme pouvait être transmise héréditairement.

Traitement. — Occupons-nous d'abord du traitement de l'accès : nous verrons ensuite ce qu'il faut faire pour en prévenir le retour. Dès que l'asthmatique sent arriver son accès, il doit se lever et ouvrir les fenêtres, afin de respirer un air frais ; il doit garder le moins possible de vêtements et se maintenir dans une position verticale qui lui permette de respirer plus facilement. S'il ne peut lui-même exécuter ces mouvements et quitter son lit, on devra le placer de manière que le corps soit toujours dans la position sus-indiquée. Si le malade est très fort et qu'il y ait des signes de congestion sanguine, on peut, mais dans ce cas seulement, recourir à une application de sangsues à l'anus. Les bains de pieds ou de mains fortement sinapisés, les frictions avec des liquides irritants, comme le vinaigre ou l'acide chlorhydrique étendu d'eau sont souvent suivis d'un très bon résultat. On a obtenu aussi des succès marqués en appliquant sur la poitrine même un large sinapisme. Les boissons qu'on a recommandées dans ce cas sont les infusions de coquelicot, de menthe, de sauge, de lierre terrestre, de petite centaurée, de bourgeons de sapin, d'anis, etc. Certains malades les préfèrent chaudes; d'autres ne peuvent les supporter que lorsqu'elles sont froides; quelques uns désirent qu'elles soient douces, et on les édulcore avec le miel; d'autres enfin aiment mieux qu'elles soient un peu acides, et on les étend de quelques gouttes de vinaigre. Lorsque l'accès touche à sa fin, que les crachats commencent à arriver, on favorise leur expulsion en administrant au malade, par intervalles, quelques cuillerées d'un julep gommeux dans lequel entrent 4 grammes d'oxymel scillitique, ou un looch blanc additionné de 10 centigrammes de kermès. A la fin de l'accès, le malade, épuisé de fatigue, tombe dans un sommeil qu'on doit favoriser le plus possible en éloignant tout ce qui pourrait le troubler.

Nous avons indiqué les principales causes de l'asthme : il est évident qu'on doit, pour première condition, se soustraire à leur action, si on veut éviter le retour des accès. Ainsi le malade doit se bien couvrir en hiver, ne point s'exposer au brouillard, au vent, aux pluies froides ; il doit habiter des appartements bien aérés, dont la température modérée sera toujours égale; l'été, lorsque l'air sec agit trop vivement sur les poumons, l'asthmatique doit faire placer dans son appartement plusieurs vases remplis d'eau, dont l'évaporation modifiera l'influence de l'air. Si même il le peut, il devra quitter le pays qui lui est contraire pour passer sous un climat plus favorable. La nourriture doit être assez simple : les boissons et les aliments excitants sont en général nuisibles. Mais il est impossible de tracer sur ce point des règles à l'avance : telle boisson, le café par exemple, qui est extrêmement nuisible à l'un, est au contraire favorable à l'autre ; on devra donc se régler sur les dispositions individuelles. Il ne faudrait pas croire que le malade doive s'astreindre à un repos absolu : il est essentiel, au contraire, qu'il fasse tous les jours de l'exercice selon ses forces et de courtes promenades lorsque le temps le permet; mais il doit éviter les fatigues et les occupations trop sérieuses. Comme moyen pharmaceutique, nous proposons de fumer les feuilles de datura stramonium ou de belladone de la manière que nous avons indiquée pour le traitement de la bronchite chronique. On a administré avec succès la belladone ainsi qu'il suit : Poudre de belladone, 30 centigrammes; sucre en poudre, 3 grammes. On divise en douze paquets et on en prend un le matin, un autre le soir. Il est encore un moyen plus simple d'administrer ces médicaments : il consiste à placer dans l'appartement occupé par les asthmatiques des vases remplis par une forte décoction bouillante de ces plantes narcotiques, belladone, datura stramonium, pavot, jusquiame, etc. Enfin, dans une foule de cas, l'application d'un vésicatoire ou d'un cautère a été suivie d'un amendement remarquable. Nous ne parlerons point ici, et pour cause, des nombreux médicaments que le charlatanisme a dirigés contre l'asthme.

PNEUMONIE.

(Fluxion de poitrine, inflammation de poitrine.)

La fluxion de poitrine, dénomination que nous adoptons parce qu'elle est très répandue chez les gens du monde, est mieux indiquée par *pneumonie, inflammation du poumon*, car ces expressions ont sur l'autre l'avantage d'indiquer d'une manière exacte la nature de la maladie. Le début est signalé le plus souvent par des frissons, de la courbature, puis de la chaleur et tous les signes qui annoncent l'inflammation. Bientôt la maladie se dessine : l'oppression augmente; une douleur quelquefois très vive et lancinante se fait sentir sur l'un des côtés, ordinairement au-dessous du mamelon, douleur que les mouvements de la respiration exaspèrent, et qui redouble encore par les efforts d'une toux sèche et fatigante. D'abord il n'y a point de crachats, puis ils arrivent avec des caractères spéciaux. « Recueillis dans un crachoir plat et découvert, ils se prennent en une masse tellement tenace et visqueuse, que l'on peut renverser le vase plein sans qu'ils s'en détachent; ils cèdent seulement à la pesanteur en formant une sorte de nappe. Si l'on agite le vase, ils tremblent à peu près comme de la gelée, mais moins fortement. Leur couleur présente souvent les diverses nuances du rouge, et particulièrement celles de la rouille, ou bien une teinte vert de mer, fauve, orangée, safranée, jaunâtre ou sombre » (Laennec). Si on porte l'oreille sur la poitrine, on entend un bruit semblable à celui que produiraient des bulles d'air renfermées dans une pellicule qui crèverait; c'est ce que l'on appelle *râle crépitant*. La maladie est à son premier degré; le poumon est seulement engorgé de sang. Lorsqu'on laisse marcher la maladie, cet état dure ordinairement deux jours, et le troisième, elle passe au second degré. Le poumon, élastique et rosé dans l'état naturel, a pris une couleur rouge violacé et une dureté comparable à celle du foie. C'est alors surtout que les crachats rendus sont très caractéristiques : ils offrent, du reste, des teintes très variables, depuis celles de la rouille, de la marmelade d'abricots ou du sucre d'orge jusqu'à celle du jus de réglisse ou de pruneaux, et deviennent plus rares, plus épais. L'oreille, appuyée sur la poitrine, n'entend plus le bruit respiratoire ni le râle crépitant du premier degré, mais un bruit de souffle qui annonce la non pénétration de l'air dans le poumon.

Lorsque le malade parle, on entend le retentissement de sa voix. Le point de côté persiste encore quelquefois, la respiration est précipitée, difficile, la voix faible et entrecoupée; la fièvre augmente. La durée du second dégré n'a rien de fixe : tantôt la fluxion de poitrine arrive au troisième degré vers le cinquième jour, tantôt elle persiste dans le second degré pendant plus de quinze jours. On n'a même point de signes certains pour reconnaître cette transition ; mais on peut croire qu'elle a lieu toutes les fois qu'après avoir bien constaté le second degré de la maladie on aperçoit un changement notable dans l'état général du malade ; si son visage s'altère et prend une teinte grisâtre, si sa respiration devient plus fréquente, les crachats plus rares ou gris noirâtres ; si enfin sa faiblesse est telle qu'il tombe dans un assoupissement presque continuel. L'inflammation de poitrine siége tantôt sur l'un des poumons, tantôt sur les deux à la fois ; elle peut être circonscrite ou s'étendre plus ou moins.

La durée de la fluxion de poitrine n'a rien de bien limité : elle guérit ordinairement du septième au vingtième jour. Il est rare que la maladie s'arrête au premier degré, et c'est presque toujours du deuxième degré qu'elle commence à rétrograder quand elle doit se terminer par la guérison. On entend alors de nouveau, en plaçant l'oreille sur la poitrine du malade, le râle crépitant qui avait disparu pendant le cours du deuxième degré ; le bruit respiratoire devient insensiblement plus intense et plus doux, le point de côté disparaît, les crachats sont moins épais, moins colorés, la fièvre moins forte, le malade peut se livrer à un sommeil réparateur ; il entre en convalescence. Mais il faut bien se tenir sur ses gardes ; car la moindre imprudence peut occasionner une rechute, et il n'est pas rare de voir, même pendant une convalescence très avancée, reparaître les symptômes qui annoncent le début de la maladie. Ces rechutes sont plus graves que la maladie elle-même.

La fluxion de poitrine se termine souvent par ce qu'on appelle des *crises*, c'est-à-dire des phénomènes dont l'apparition coïncide d'une manière très marquée avec l'amélioration lente ou subite de la maladie. Au nombre de ces crises se trouvent en première ligne des sueurs plus ou moins abondantes, le changement de l'urine qui devient trouble et chargée, la diarrhée, l'éruption dartreuse des lèvres, le saignement de nez. Nous avons déjà indiqué ces jours critiques, qui avaient été signalés dès les premiers temps de la médecine par

Hippocrate : ce sont le septième, le onzième, le quatorzième et le vingtième. D'autres fois, mais plus rarement, la fluxion de poitrine passe à l'état chronique, et l'inflammation faisant des progrès très lents, la maladie peut se prolonger pendant un temps variable, depuis trois ou quatre mois, terme le plus ordinaire, jusqu'à un an et même dix-huit mois.

Nous n'indiquerons point ici les variétés et les complications de la fluxion de poitrine qui ont été décrites par les auteurs; nous avons voulu seulement donner quelques notions sur cette grave maladie qui, au dire de Laennec, est, de toutes les maladies aiguës, celle qui emporte le plus d'hommes; aussi est-il urgent de réclamer le plus promptement possible les secours d'un médecin. Du reste, le pronostic est plus ou moins grave selon les cas : lorsque l'inflammation siége sur les deux poumons, le danger est grand; il en est de même lorsque la maladie commence à être ancienne. Le deuxième degré offre plus de gravité que le premier, et le troisième beaucoup plus encore; quand la maladie en est arrivée là, on peut à peu près la regarder comme incurable. Lorsque la respiration devient de plus en plus difficile, que le point de côté augmente et qu'au contraire les crachats sont supprimés, c'est un très mauvais signe; mais le danger est encore plus grand lorsque le malade est pris de délire, que son visage, dont les traits s'altèrent sensiblement, prend une teinte verdâtre. Une peau chaude et sèche, symptôme constant de l'inflammation, est d'un mauvais augure. Les symptômes critiques dont nous avons parlé plus haut sont, au contraire, très favorables.

La fluxion de poitrine atteint plus souvent les hommes que les femmes; elle est plus commune à l'âge de vingt à trente ans, probablement parce que généralement, à cette époque de la vie, l'homme, en raison de ses occupations, est plus exposé aux maladies inflammatoires. Les professions qui exigent un grand déploiement de forces et le passage subit d'un lieu chaud dans un lieu froid, l'exposition à l'intempérie des saisons, prédisposent d'une manière évidente à l'inflammation de poitrine. Cette maladie sévit plus particulièrement vers la fin de l'hiver et pendant le printemps.

Traitement. — Sous les réserves que nous avons faites plus haut de l'appel immédiat au médecin, nous allons formuler le traitement à suivre dans le cas où l'on serait privé de son secours. Dès que l'inflammation du poumon est reconnue, on doit pratiquer une large saignée, puis appliquer sur l'endroit douloureux de la poitrine une trentaine de sangsues; dans le cas où on ne pourrait recourir à la saignée, qui est toujours préférable, on devrait faire une deuxième application de sangsues à l'anus, de manière à faire perdre beaucoup de sang, Si, le soir même ou le lendemain, le pouls est toujours fort, si le point de côté persiste, on renouvelle ces applications, et on les continue pendant la durée des symptômes inflammatoires, en ayant égard aux forces du malade. On emploie en même temps avec succès le traitement suivant : « Immédiatement après la saignée, dit Laennec, je fais donner une première dose de tartre stibié de 5 centigrammes dans 75 grammes d'infusion de feuilles d'oranger légère et froide, édulcorée avec 15 grammes de sirop de guimauve ou de fleurs d'oranger; je fais répéter la même dose de deux heures en deux heures, jusqu'à ce que le malade en ait pris six, et je le laisse reposer pendant sept à huit heures, si les accidents ne sont pas urgents et s'il éprouve quelque penchant au sommeil. » Le même auteur recommande d'agir plus énergiquement dans les cas graves et d'administrer la même potion sans discontinuer toutes les deux heures, en portant la dose de tartre stibié, pour chaque fois, à 10 centigrammes. Si le malade supporte bien ce médicament, les premières cuillerées occasionnent quelques vomissements ou quelques selles qui s'arrêtent bientôt; si, au contraire, ces vomissements ou ces selles étaient continuels, on devrait ajouter à la potion 5 centigrammes d'opium ou 30 à 60 grammes de sirop diacode. Lorsque, malgré ce correctif, les accidents persistent, on doit renoncer à ce médicament. Les vésicatoires, appliqués soit sur la poitrine, soit aux cuisses, sont fort utiles quelquefois, lorsque tous les symptômes d'inflammation ont disparu. Le malade devra être placé dans une chambre modérément chauffée et à l'abri des courants d'air; une diète sévère est de rigueur, au moins dans les premiers jours, et lorsque la maladie sera tout-à-fait vaincue, on commencera, comme il est d'usage dans toutes les affections aiguës, par donner des bouillons très faibles, en augmentant insensiblement la force de l'alimentation. On donnera pour boisson des tisanes adoucissantes de fleurs de mauve et de violette, de bouillon blanc; de l'eau de gomme sucrée, et même, comme le malade se dégoûte facilement de la tisane, on pourra lui donner de temps en temps du sirop de groseilles étendu d'eau ou de l'orangeade légère. Ces boissons sont prises tièdes, fréquemment et en petite quantité à la fois. Lorsque la toux est pénible, que les crachats viennent difficilement, on administre avec beaucoup d'avantage un looch blanc ou un julep gommeux. Nous ne pouvons pas, bien entendu, nous occuper ici des complications très variables qui peuvent se présenter, portant avec elles des indications qu'il est impossible de prévoir à l'avance ; il ne devait être question ici que de la fluxion de poitrine franche : encore, selon les cas, le traitement que nous avons indiqué doit-il être grandement modifié surtout quant à la saignée.

PLEURÉSIE.

La pleurésie, connue aussi vulgairement sous le nom de *point de côté*, est due à une inflammation de la membrane qui enveloppe les poumons, inflammation caractérisée par une douleur intense dans le côté, par de la fièvre et tous les signes qui indiquent la présence d'un liquide dans l'intérieur de cette membrane. La pleurésie suit tantôt une marche aiguë, tantôt une marche chronique : nous allons l'examiner sous ces deux états.

L'invasion de la pleurésie aiguë est précédée quelquefois par du malaise, de la courbature, une fatigue générale ; mais le plus souvent elle arrive d'une manière brusque et surprend sa victime dans un état de santé parfaite. Presque toujours elle s'annonce par du frisson et un point de côté caractéristique. Ce frisson, qui ne dure guère au delà d'une heure, est suivi de chaleur et de fièvre plus ou moins prononcée. Bientôt après, ou en même temps, le malade ressent une douleur sur le côté malade, au niveau ou au-dessous du sein, plus rarement sur un autre point de la poitrine. Cette douleur, ce point de côté, est extrêmement variable quant à son intensité, à sa durée et à sa marche. Quelquefois le moindre mouvement arrache des cris au malade, il lui semble qu'on perce son côté d'un coup de lance, il n'ose ni remuer ni respirer ; d'autres fois au contraire elle est très faible et n'est perçue que pendant les efforts violents de toux. Entre ces deux extrêmes, il y a une foule de degrés intermédiaires sur lesquels nous n'insisterons pas. La gêne de la respiration commence dans les premiers jours : elle doit être attribuée alors à la douleur qui plonge le malade dans l'anxiété au moindre mouvement; car elle disparaît à mesure que la douleur cesse. Lorsqu'elle revient plus tard ou persiste quand, au bout de quelques jours, le point de côté a disparu, c'est que la pleurésie a marché, l'inflammation de la plèvre a déterminé la sécrétion d'une certaine quantité de liquide qui s'est déposé dans sa cavité, et comprimant le poumon, apporte une gêne notable à la respiration. La toux accompagne assez souvent la pleurésie, quoique les malades se retiennent autant que possible pour éviter la douleur; elle est presque toujours sèche, ou les crachats sont très peu abondants. Le malade, qui aimait mieux se coucher sur le dos tant que la douleur persistait, se couche de préférence sur le côté affecté du moment que l'épanchement s'est formé, et il est facile d'en comprendre la raison, car dans cette position le poids du liquide devient beaucoup moins gênant. Si on applique l'oreille sur la poitrine, lorsque la pleurésie est encore sèche, on entend un bruit respiratoire brusque, saccadé, et quelquefois un bruit de frottement semblable à celui qu'on obtiendrait en froissant du papier entre les doigts. Lorsque l'épanchement a eu lieu, le bruit respiratoire perd de sa force et devient même imperceptible pour peu que la quantité de liquide soit considérable. Si on fait parler le malade, sa voix est transmise à l'oreille avec un timbre particulier qui rappelle la voix de la chèvre ou celle de polichinelle; mais il faut pour cela que l'épanchement ne soit pas trop considérable, car dans ce cas on entendrait le retentissement de la voix et le bruit de souffle que nous avons signalés pour la fluxion de poitrine. La respiration est exagérée dans le poumon sain. Si on applique deux doigts d'une main sur le côté de la poitrine non malade, et qu'avec deux doigts de l'autre main on frappe sur eux à petits coups, on obtiendra une certaine résonnance; si on répète la même opération du côté affecté, on obtiendra un son mat qui dénotera la présence du liquide, et en parcourant ainsi les divers points de la poitrine, on pourra arriver à reconnaître si l'épanchement est considérable. Il faut un peu d'habitude pour trouver ses limites exactes, habitude que le médecin seul peut acquérir; mais l'essentiel est qu'on reconnaisse la présence du liquide, et nous croyons que rien n'est plus facile dans la plupart des cas. Si on fait changer plusieurs fois la position du malade et qu'on percute la poitrine de la manière indiquée, on trouvera que le son mat change de place et se fait entendre toujours sur la partie la plus déclive : cela tient au déplacement du liquide, qui, suivant les lois de la pesanteur, gagne toujours les points les plus inférieurs. Quand il y a un épanchement considérable survenu presque subitement, le côté de la poitrine malade est quelquefois déformé, les côtes ayant cédé sous la pression du liquide. Aux diverses époques de la maladie, ce liquide n'est pas toujours de même nature : d'abord peu épais et analogue à celui qui soulève la peau irritée par l'application d'un vésicatoire, il laisse bientôt déposer une matière épaisse et couenneuse qui forme des espèces de membranes adhérant au poumon et à la plèvre, son enveloppe ; d'autres fois, l'inflammation étant considérable, le liquide s'épaissit, se charge de matière purulente et même de sang.

La pleurésie ne suit pas toujours la même marche : dans les cas où l'inflammation est peu intense, les symptômes diminuent graduellement, et la maladie est terminée vers le troisième ou le quatrième jour, sans qu'il se soit formé d'épanchement de liquide. Lors, au contraire, que l'épanchement a eu lieu, la maladie dure plus longtemps, de quinze jours à trois ou quatre semaines, selon la quantité de liquide. La terminaison peut être funeste ou heureuse : dans ce dernier cas, le liquide disparaît, et la maladie ne laisse d'autres traces que les espèces de membranes dont nous avons fait connaître la formation ; mais en raison de la persistance de ces produits morbides ou des adhérences que contracte le poumon avec la plèvre, le malade conserve souvent pendant longtemps, et même toute la vie, de l'oppression et des douleurs qui se font sentir seulement pendant les grandes inspirations. En appuyant l'oreille sur le côté de la poitrine affecté, on entend ordinairement un bruit de frottement qui indique la présence de ces fausses membranes. Lorsque la pleurésie a un résultat funeste, le malade périt asphyxié par la quantité de liquide, ou bien, l'épanchement persistant, la maladie passe à l'état chronique, la respiration devient plus difficile, l'individu maigrit, épuisé par une fièvre lente, par une diarrhée continuelle, et il meurt dans le dernier degré de faiblesse.

Ainsi le pronostic de la pleurésie dépend de l'étendue de l'inflammation et de l'épanchement : quelquefois extrêmement simple et troublant à peine la santé, elle devient souvent mortelle. Facile à reconnaître lorsqu'elle présente tous les symptômes signalés plus haut, elle survient quelquefois d'une manière tellement insidieuse que le malade ne s'en aperçoit nullement ; son attention commence seulement à être éveillée lorsque l'épanchement devient assez considérable pour comprimer le poumon et gêner la respiration. Ces sortes de pleurésies, en raison de leur marche, ont reçu le nom de *pleurésies latentes*. C'est ainsi qu'elles passent souvent à l'état chronique sans qu'on leur ait opposé des entraves, et lorsqu'on veut agir, presque toujours il est trop tard. On a appelé *fausse pleurésie* une douleur rhumatismale des muscles de la poitrine qui augmente dans les mouvements de la respiration et lorsqu'on presse avec les doigts sur le siége qu'elle occupe. Un examen superficiel pourrait la faire confondre avec la véritable pleurésie; mais on évitera cette erreur si on explore la poitrine avec l'oreille et avec les doigts, ainsi que nous l'avons enseigné. Il n'existe en effet, dans ce cas, aucun des signes que nous avons donnés comme distinctifs de la pleurésie. D'ailleurs, comme dans toutes les affections rhumatismales, la douleur change souvent de place et s'accompagne ordinairement d'autres douleurs de même nature sur diverses parties du corps. Les fausses pleurésies, pour le dire en passant, cèdent au traitement dirigé contre les douleurs rhumatismales, des frictions avec un liniment camphré ou laudanisé, des douches de vapeur, ou l'application d'un vésicatoire.

La pleurésie attaque les individus de tout âge : les enfants y sont sujets; mais c'est de vingt à trente ans qu'elle est le plus fréquente. Si nous recherchons ses causes, nous trouverons en première ligne l'action du froid agissant brusquement sur le corps couvert de sueur, soit que le malade passe d'un lieu très chaud dans un lieu très froid, soit qu'il prenne des boissons à la glace. Nous connaissons une foule d'exemples d'individus frappés de pleurésie pour avoir pris, dans le fort de l'été, des glaces ou des boissons glacées, au moment où ils arrivaient dans leur domicile, à la suite de courses prolongées. Nous avons vu deux individus frappés de mort subite presque immédiatement après l'ingestion de ces boissons. Quelquefois la pleurésie se développe à la suite d'une forte contusion, d'une chute sur la poitrine, d'une fracture. Elle accompagne souvent certaines maladies, la fluxion de poitrine, le rhumatisme articulaire aigu, la phthisie pulmonaire, etc. Elle est plus fréquente pendant l'hiver et au commencement du printemps que dans les autres saisons.

Traitement. — Comme toutes les maladies inflammatoires, la pleurésie au début réclame l'extraction d'une certaine quantité de sang proportionnée aux forces de l'individu. Sur le point douloureux on applique de vingt à trente sangsues, et on répète cette application selon la persistance de la fièvre et de la douleur, selon la difficulté de la respiration. Le malade doit boire le moins possible; mais comme l'état fébrile occasionne toujours une soif intense, on pourra lui donner pour boisson l'infusion tiède de fleurs de mauve et de violettes édulcorée avec du sirop de gomme ou de capillaire. Dès que le point de côté et la fièvre ont disparu, on emploie avec succès les vésicatoires, appliqués sur le côté malade, vésicatoires qu'on fait sécher promptement et qu'on remplace immédiatement. En même temps on administre des purgatifs fréquemment répétés et plus ou moins actifs, en les proportionnant aux forces et à l'état du malade. Les médicaments dits diurétiques, qui ont une action marquée sur l'excrétion de l'urine, sont ici fort utiles : ainsi on ajoute 30 grammes d'acétate de potasse aux boissons que le malade doit prendre dans la journée, ou bien de 15 à 30 grammes de nitrate de potasse. M. Cruveilhier vante les bons effets de la préparation suivante, administrée de la même manière : teinture d'aloès, 1 à 8 grammes; teinture de scille et de digitale, 20 grammes. Ces dernières médications sont employées avec persévérance lorsque la maladie tend à passer à l'état chronique. Le malade, pendant les premiers jours de la pleurésie aiguë, est mis à la diète; il garde un repos complet au lit, dans un appartement modérément chauffé; dans la dernière période de la pleurésie aiguë, il peut commencer à prendre quelques légers aliments. Lorsque, malgré tous les moyens employés, la maladie est passée à l'état chronique et fait toujours des progrès, il y a une dernière ressource; mais le médecin seul peut mettre à exécution ce moyen extrême, et nous n'avons point à nous en occuper ici.

PHTHISIE PULMONAIRE.

(Consomption, étisie, pulmonie).

Le nom de *phthisie pulmonaire,* employé autrefois pour désigner toutes les affections qui détruisaient lentement la santé du malade et, après l'avoir mis dans un état de dépérissement extrême, l'entraînaient au tombeau, est aujourd'hui exclusivement appliqué à une maladie déterminée par la formation dans le poumon d'une matière particulière appelée *tubercule*. Les tubercules ne se présentent pas sous le même état aux diverses périodes de leur existence, et ce sont ces transformations, ce passage d'un état à un autre que nous allons examiner avec soin, car ils indiquent d'une manière certaine le degré plus ou moins avancé de la maladie.

Les tubercules à l'état naissant, ou, pour nous servir des termes usités, à la *période de crudité*, se présentent sous la forme de petits corps d'un blanc jaunâtre, le plus souvent arrondis, qu'on trouve assez durs si on cherche à les écraser entre les doigts. Leur volume et leur nombre varie : tantôt ils sont petits comme un grain de millet et répandus dans le tissu pulmonaire au nombre de plusieurs milliers, distincts les uns des autres; tantôt ils se développent isolément et forment de petites masses du volume d'une noisette ou d'une amande, quelquefois même plus considérables; mais presque toujours alors ces masses sont dues à la réunion de plusieurs tubercules. Le siége le plus ordinaire des tubercules est le sommet du poumon, c'est du moins presque toujours par là qu'ils débutent; mais ils peuvent se développer dans toutes les parties de cet organe. Après être restés dans cet état pendant un temps variable, les tubercules commencent à passer à leur deuxième degré, à la *période de ramollissement*; alors ils ont l'aspect et la consistance d'un morceau de fromage mou, et finissent insensiblement par devenir liquides comme du pus épais, jaune ou verdâtre. On a expliqué assez bien, ce nous semble, ce ramollissement du tubercule, en disant que les parties du tissu pulmonaire en contact avec lui, irritées sans cesse par ce corps étranger, s'enflammaient et sécrétaient une certaine quantité de pus qui délayait mécaniquement la matière tuberculeuse. Quoi qu'il en soit de cette explication, le tissu pulmonaire environnant s'amincit, se détruit en partie, et la matière tuberculeuse ainsi ramollie passe bientôt dans les bronches pour être rejetée avec les crachats, abandonnant la cavité qu'elle s'était formée dans le tissu pulmonaire, cavité connue en médecine sous le nom de *caverne*. La maladie est alors arrivée à son troisième degré, ou *période d'excavation*. Examinons les symptômes que présentent les malades dans ces diverses périodes.

La phthisie à son début est souvent très difficile à reconnaître, et ce n'est qu'avec une extrême attention, en réunissant toutes les circonstances commémoratives, tous les symptômes isolés, qu'on peut arriver à une opinion raisonnable sur la nature de la maladie ; encore ne faudrait-il pas se prononcer avec trop d'assurance, car nous avons d'éclatants exemples de pronostics fâcheux portés par des hommes haut placés dans la science, que le temps a formellement démentis. La phthisie pulmonaire fait assez de victimes sans que l'imagination et l'erreur des hommes viennent lui en fournir de nouvelles. Examinons donc minutieusement les symptômes sur lesquels on peut s'appuyer. Nous avons dit que les tubercules débutaient ordinairement sur le sommet du poumon : quelques observateurs ont remarqué dans certains cas une dépression, un creux au-dessous de la clavicule du côté affecté, et, en mesurant la poitrine, ils se sont assurés que la partie supérieure devenait plus étroite que la partie inférieure, ce qui est l'inverse dans une poitrine bien constituée. Les bruits que l'on perçoit en appuyant l'oreille sur la poitrine ont une valeur bien plus grande pour les personnes habituées à ce genre d'investigation. La respiration se compose de deux mouvements : l'un d'*inspiration*, c'est celui dans lequel l'air pénètre dans la poitrine ; l'autre d'*expiration*, dans lequel l'air est chassé des poumons. Ce dernier mouvement qui, chez un homme sain, est caractérisé par un bruit court et moelleux, devient rude et prolongé à mesure que les tubercules se développent, puis, à une époque plus avancée, la maladie marchant toujours, il est clair, résonnant, jusqu'à ce qu'enfin il constitue un véritable bruit de souffle. Le bruit d'inspiration devient lui aussi plus long, sec et rude. C'est au sommet du poumon, au-dessus et au-dessous de la clavicule qu'on doit faire cette exploration. Chez quelques individus le bruit de la respiration subit une diminution notable sur la partie du poumon qui est le siége des tubercules ; dans certains cas on entend un petit bruit sec de craquement qui semble venir d'une partie éloignée de l'oreille ; dans d'autres enfin on entend des râles sifflants ou ronflants, comme ceux que nous avons signalés dans la bronchite, et qui tiennent en effet à une de ces maladies inflammatoires, développée par l'irritation locale que déterminent les tubercules pulmonaires. La voix est toujours altérée d'une manière plus ou moins sensible : elle est ordinairement plus faible, et chaque fois que les malades se livrent au chant ou à la déclamation, ils éprouvent quelque difficulté et parfois même de la douleur dans la poitrine. Si on applique l'oreille au-dessous de la clavicule, et qu'on fasse parler le malade, on entend assez souvent le retentissement de sa voix. Ce symptôme n'est pas toujours bien marqué ; mais si, pour comparer, on pratique cette investigation sur les deux côtés de la poitrine l'un après l'autre, on trouve toujours une différence assez sensible, à moins que les deux poumons ne soient affectés de tubercules.

Chez tous les phthisiques (poitrinaires) la toux est le premier symptôme qui appelle l'attention : le malade s'en occupe peu d'abord, il la regarde comme l'effet d'un rhume qui arrive et disparaît sans conséquence ; mais le fréquent retour de ce rhume ne tarde pas à l'inquiéter, la toux est presque continuelle, moins persistante cependant dans la journée que dans la nuit ou le matin. D'autres fois c'est une toux nerveuse qui consiste dans deux ou trois expirations convulsives, à laquelle le malade n'attache aucune importance et dont il ne s'aperçoit souvent même pas. Plus fréquente le matin, cette toux revient de temps en temps pendant la nuit, et le sommeil du malade n'est point interrompu par elle. Qu'on ne regarde pas ces symptômes avec indifférence ! Très malheureusement on a l'habitude, dans le monde, de traiter légèrement cette disposition aux rhumes qu'on rencontre fréquemment chez les jeunes gens : si, effrayé par l'apparition de ces symptômes, le médecin prend des informations, ordinairement les malades et leurs parents ne manquent pas de lui répondre que c'est tout simplement un *rhume négligé*, ignorant que cette expression porte souvent avec elle le terrible pronostic de la phthisie pulmonaire. Les crachats, au début de la phthisie, ne présentent rien d'assez particulier pour les faire distinguer de ceux de la bronchite et pour caractériser la maladie ; mais c'est un symptôme d'une grande valeur que le crachement de sang chez un individu dont la santé paraît d'ailleurs être bonne. « Le crachement sanguin ne s'accompagne d'abord d'aucun phénomène morbide, et la santé n'est pas autrement troublée ; au bout de plusieurs semaines, quelquefois de plusieurs années, cet accident se renouvelle, puis une troisième fois, une quatrième, et la santé se rétablit encore ; bientôt les individus commencent à tousser, perdent leur force et leur embonpoint ; ils s'enrhument aisément ; leur respiration est courte, gênée, et tous les signes physiques de la phthisie se prononcent chaque jour davantage. Quelques uns, moins heureux, offrent tous ces symptômes après le premier crachement de sang ; il en est d'autres qui, après avoir craché du sang dans leur jeunesse, arrivent jusqu'à l'âge de quarante ou soixante ans sans aucune maladie grave; mais à cette époque se déclarent les symptômes d'une phthisie qui les emporte » *(Compend.)*. Il est encore quelques symptômes qui, réunis, peuvent avoir une certaine importance : ce sont la gêne, la difficulté de la respiration, des douleurs particulières sur divers points de la poitrine, quelquefois de la fièvre, du trouble dans les fonctions digestives, une faiblesse graduellement croissante, un changement dans le visage, qui prend une teinte pâle avec coloration rouge intense en forme de plaques sur les pommettes, un amaigrissement, une flaccidité notable de la peau. Ces deux derniers signes ont surtout une grande valeur. Nous avons rassemblé tous les symptômes qui, rationnellement, peuvent servir à faire reconnaître la phthisie commençante : certes, si on avait affaire à un malade présentant tous ces signes réunis, l'hésitation ne serait plus permise; mais cela n'est point ainsi dans le plus grand nombre des cas, où on ne trouve au contraire que quelques symptômes obscurs, auxquels l'homme prudent se refuse d'appliquer la terrible qualification de *phthisie pulmonaire*. Expliquons-nous cependant : la phthisie est au nombre des maladies que les parents ont le triste privilége de transmettre à leurs enfants : si donc on rencontrait quelques uns de ces symptômes chez un individu appartenant à une famille dans laquelle la phthisie serait héréditaire, le doute se changerait en probabilité, et bientôt en certitude. Nous insistons à dessein sur les symptômes de la première période, parce que, à cette époque, les malades s'endorment ordinairement dans une trompeuse confiance, soutenus dans leur erreur par toutes les apparences d'une santé florissante, tandis qu'un œil exercé aperçoit à travers ces dehors menteurs les signes assurés d'une mort prochaine. Nous serions désolé si nos paroles frappaient de terreur certaines personnes craintives qui s'imaginent toujours être atteintes de la maladie dont on leur fait la description, ce qui arrive surtout pour la phthisie pulmonaire; mais nous avons cru devoir éveiller l'attention sur ce point, car pour une personne qui se dit faussement poitrinaire, il en est cent autres chez qui la phthisie fait des progrès continuels sans qu'elles y songent le moins du monde.

Arrivons aux symptômes de la deuxième et de la troisième périodes, qui ne présentent pas des différences assez tranchées pour que nous croyions utile de les décrire séparément. Ici la déformation de la poitrine que nous avons déjà signalée dans la première période est beaucoup plus prononcée, l'amaigrissement est extrême, les clavicules deviennent très saillantes, et au-dessus et au-dessous d'elles il y a un creux remarquable. Si on applique la main sur ce point, on sent, toutes les fois que le malade parle ou tousse, une forte vibration; lorsqu'on frappe légèrement sur un doigt appliqué de la manière déjà indiquée, on entend un son mat beaucoup plus prononcé que celui de la première période. L'oreille, appuyée sur la poitrine du malade, perçoit un bruit de craquement, non plus sec, mais humide, comme celui que produisent des bulles d'air renfermées dans un liquide, quand elles viennent à crever. A mesure que la maladie fait des progrès et que la matière tuberculeuse, se ramollissant, laisse dans le tissu pulmonaire des cavités de plus en plus grandes, la sonorité des bruits de craquement augmente jusqu à ce qu'enfin on entende un bruit de gargouillement, caractéristique de la troisième période. Les crachats, qui étaient blancs et mousseux, sont devenus épais, jaunes, verdâtres, et contiennent quelquefois de petites particules d'un blanc mat, qu'on a comparées à du riz crevé. Leur quantité est diminuée, si on la compare à celle qu'ils expectoraient dans la première période; mais quelques malades rendent en très peu de temps une quantité énorme de crachats purulents, il en est même qui sont asphyxiés par cette expulsion subite de matière. Cela tient sans doute à la communication brusquement établie, par rupture des tissus, entre une bronche et une caverne. Chez d'autres malades, on trouve encore du sang mêlé aux crachats, et dans quelques cas, probablement à la suite de la déchirure d'un ou plusieurs vaisseaux, le sang arrive en assez grande abondance pour déterminer une mort rapide. Enfin, quelques jours avant la mort, les crachats sont supprimés, et ce signe important n'a point échappé aux gens du monde qui ont l'habitude de voir des malades, car ils ne manquent jamais de porter ce fatal pronostic : « Le malade crache son poumon : tant qu'il lui en restera un morceau pour alimenter ses crachats, il vivra; mais du moment où il aura tout expulsé, la mort ne se fera pas attendre. » Si ces paroles ne sont point rigoureusement vraies, leur conclusion n'est souvent que trop juste. Les douleurs de poitrine et la gêne de la respiration même sont loin d'être en rapport le plus ordinairement avec la gravité de la maladie. Les phthisiques au deuxième degré sont en proie à une fièvre d'abord légère et peu fixe, puis revenant chaque soir, et dès lors persistant toujours plus ou moins, avec des redoublements terminés, vers la fin de la nuit, par des sueurs caractéristiques de la fièvre des poitrinaires, qui les minent lentement et les conduisent vers le tombeau, L'affaiblissement des forces est encore augmenté par une diarrhée continuelle. « L'état moral des phthisiques arrivés à la deuxième période de leur mal est bien différent de ce qu'il est dans la première. Nous avons dit que les malades étaient d'abord inquiets des suites de leur affection ; mais cette frayeur n'est que momentanée ; elle fait place à une sécurité et une confiance dans l'avenir qui n'est pas un des symptômes les moins caractéristiques de la phthisie. Les hommes qui se distinguent le plus par leur intelligence, et même par leurs connaissances approfondies en médecine, vivent dans une illusion qui leur cache fort heureusement les approches de la mort ; ils forment encore des projets pour un avenir éloigné lorsqu'il ne leur reste plus que quelques heures de vie. Quelquefois de funestes pressentiments viennent les assaillir, mais ils se dissipent avec rapidité, et ne font que raviver encore l'espoir d'une prochaine guérison. Quelques individus tombent dans une douce mélancolie ; d'autres, et c'est heureusement le plus petit nombre, voient approcher la mort au milieu des angoisses terribles que produisent la suffocation et l'asphyxie » (*Compend.*). L'amaigrissement est extrême, le visage du malade offre une teinte pâle et plombée, ses yeux sont enfoncés, luisants ; son nez devient effilé, et sur les pommettes se dessinent des plaques d'un rouge vif. Chez les femmes, les règles sont à peu près supprimées.

La phthisie est toujours une maladie de longue durée, et si dans quelques cas elle paraît avoir marché avec une rapidité extraordinaire, c'est qu'on l'avait méconnue dans le principe, ou que, l'affection restant stationnaire, le malade s'était rassuré jusqu'au moment où une recrudescence dans les symptômes était venue détruire son illusion. Quelquefois c'est une autre maladie ou bien un symptôme prédominant qui masque la phthisie pulmonaire jusqu'au dernier moment. La première période est ordinairement la plus longue, car les tubercules ne se développent pas tous en même temps, et ce n'est qu'à partir de la période de ramollissement que la maladie marche d'une manière bien tranchée. On a estimé la durée de la phthisie de six mois à deux ans ; mais on comprend que ces chiffres n'ont pas une bien grande valeur, car, tandis que chez certains individus la maladie marche avec une rapidité effrayante, en raison du grand nombre des tubercules, chez d'autres au contraire elle affecte une marche extrêmement lente. On a cité l'exemple d'un vieillard de soixante-seize ans, qui mourut phthisique, après avoir éprouvé pendant trente ans les symptômes de cette affection. La phthisie est la maladie qui, au moins dans les villes, fait le plus de victimes : elle se termine presque toujours d'une manière fatale ; mais il y a dans les annales de la science des faits bien avérés de guérison de la phthisie arrivée même à la dernière période. Dans ce cas, lorsque la matière tuberculeuse ramollie a été expulsée en suivant le trajet des bronches, que la caverne est complétement vide, le tissu pulmonaire revient un peu sur lui-même et une cicatrice se forme. Tous les médecins, en faisant l'autopsie d'individus morts d'une maladie autre que la phthisie, bien qu'ils en eussent présenté tous les symptômes à une certaine époque de leur vie, ont pu voir de pareilles cicatrices sur un ou plusieurs points du poumon. Les signes qui font reconnaître cette heureuse terminaison sont la disparition du gargouillement, la vibration de la voix sur cette partie de la poitrine, la respiration dite *caverneuse*, qui donne la sensation d'un bruit de souffle dans la cavité d'un verre ou d'une bouteille ; en même temps la toux diminue ou disparaît, les crachats reprennent l'aspect ordinaire, les sueurs et la diarrhée cessent, les forces reviennent insensiblement. S'il n'existe pas d'autres tubercules dans les poumons, et que le malade soit placé dans de bonnes conditions hygiéniques, on peut compter sur la guérison. Lorsque la terminaison est funeste, la mort arrive tantôt d'une manière lente, comme nous l'avons déjà dit, tantôt brusquement et au moment où on y songe le moins. Il n'est pas rare de voir mourir les malades pendant leur conversation avec les personnes qui vont les visiter, et très souvent l'interlocuteur ne s'aperçoit de leur mort que lorsqu'il ne reçoit plus de réponse. Lorsque, dans une phthisie très avancée, les malades, malgré leur faiblesse extrême, veulent quitter le lit ; que, par des mouvements automatiques, ils cherchent à soulever les couvertures, à écarter sans cesse des objets qu'ils croient apercevoir au-devant d'eux, qu'ils sont tourmentés par des rêvasseries, c'est un très-mauvais signe, et le présage d'une fin prochaine.

Les causes de la phthisie pulmonaire doivent être nombreuses, en raison de son extrême fréquence : on a considéré comme particulièrement exposés à contracter cette maladie les individus qui travaillent dans des fabriques d'acides minéraux ; ceux qui font de grands efforts de voix ou de respiration (crieurs, chanteurs, avocats, acteurs, verriers, joueurs d'instruments à vent, coureurs, etc.) ; ceux qui sont exposés à respirer les vapeurs de certains métaux (broyeurs de couleurs, peintres, miroitiers, doreurs, fondeurs, étameurs, etc.) ; ceux qui travaillent dans une atmosphère tenant en suspension des poussières de diverse nature (polisseurs de métaux, épingliers, tailleurs de pierre, fontainiers, plâtriers, cardeurs de laine, de coton, de chanvre; cribleurs de blé, chiffonniers, plumassiers, chapeliers, meuniers, charbonniers, etc.) ; enfin ceux qui, placés dans des conditions hygiéniques plus ou moins nuisibles, passent leur vie dans des travaux rudes et pénibles ou qui exigent une application soutenue, une position du corps particulière (forgerons, serruriers, scieurs de bois, paveurs, blanchisseuses, graveurs, imprimeurs, mineurs, carriers, tailleurs, cordonniers, etc.). On a dit que certaines professions, au contraire, pouvaient être regardées comme préservatrices de la phthisie, et on a cité comme preuve les ouvriers employés dans les manufactures de tabac et les marins : mais ces assertions ne reposent sur aucune donnée irrécusable. On a attribué au froid, aux variations brusques de température une grande part dans la production de la phthisie : il est difficile d'admettre cette cause sans examen, car des relevés statistiques très consciencieusement faits ont suffisamment démontré que la température des climats n'entrait pour rien dans le développement de la phthisie. En Suède, en Russie, en Espagne, en Italie, en Portugal, en Afrique, dans l'Amérique et dans l'Inde, partout la phthisie existe, plus ou moins fréquente, il est vrai, mais jamais avec une différence assez grande pour qu'on puisse reconnaître d'une manière certaine l'influence du climat. D'après les observations de plusieurs habiles médecins, la phthisie serait extrêmement rare dans les contrées marécageuses où règnent les fièvres intermittentes, et, selon eux, plus le chiffre de celles-ci augmenterait, plus le chiffre de l'autre diminuerait. Les conclusions qu'on doit logiquement tirer de ces faits n'ont pas encore été adoptées par tous les médecins, et elles n'ont pas encore donné lieu à des recherches assez suivies pour qu'on puisse avoir une solution définitive. Les localités ont-elles une influence plus marquée sur la production de la phthisie ? La réponse n'offrira point de difficulté si l'on compare la fréquence de la maladie dans les divers pays, dans les villes et dans les campagnes. A Londres, la phthisie fait périr le tiers des habitants ; à Paris, elle en détruit le quart, et dans ce nombre immense de morts, c'est toujours la classe ouvrière qui contribue pour une énorme part; mais nous croyons aussi, avec les auteurs du *Compendium* que « c'est à la misère qui pèse sur le plus grand nombre des ouvriers, quelle que soit d'ailleurs leur profession, misère qui se traduit par une mauvaise alimentation, par des excès de travail, par un sommeil insuffisant, par l'habitation dans un lieu malsain, par la respiration d'un air vicié, par des privations de toute espèce, qu'il faut surtout attribuer la fréquence avec laquelle la phthisie pulmonaire sévit sur les classes ouvrières, c'est-à-dire sur les classes pauvres et laborieuses. Nous croyons aussi que la réunion de tous ces modificateurs, ou de plusieurs d'entre eux, est nécessaire ; car en les considérant isolément il devient impossible de constater l'influence exercée par l'un ou l'autre. Il est fort douteux, en outre, que la phthisie puisse être produite par une cause locale, n'exerçant son action que sur le poumon. » Nous avons parlé d'excès de travail ; mais tous les autres excès doivent arriver au même effet. Combien ne voit-on pas, dans les hôpitaux de nos grandes villes, de jeunes gens, de jeunes personnes, vieillards de vingt ans, qui viennent rendre le dernier souffle d'une vie prématurément usée par la débauche et le libertinage ! La masturbation, les chagrins profonds et de longue durée, sont des causes fréquentes de la production des tubercules pulmonaires.

Il est une question trop importante pour que nous la passions sous silence : la phthisie est-elle susceptible de se transmettre par contagion ? On a cité de nombreux exemples d'individus d'une santé parfaite qui étaient devenus phthisiques en vivant avec des individus atteints de cette maladie. Dans un de ces cas remarquables, une femme poitrinaire transmit son affection à son mari, bien constitué ; celui-ci épousa en secondes noces une femme bien portante qui ne tarda pas à présenter tous les symptômes de la phthisie. On a remarqué aussi qu'un grand nombre des médecins qui se sont plus spécialement appliqués à l'étude de la phthisie sont morts de cette maladie. Nous devons dire cependant que la transmissibilité de la phthisie par contagion est repoussée par la plupart des médecins. Sans doute il y a beaucoup à dire pour et contre : si dans quelques cas la maladie paraît avoir été transmise d'une manière évidente, dans combien d'autres une foule d'individus ont-ils habité impunément avec des phthisiques? Dans les hôpitaux, où ces malheureux meurent en si grand nombre, voit-on souvent devenir phthisiques les infirmiers ou les sœurs de charité qui sont avec eux dans des rapports continuels? Mais si la transmission par contagion n'est pas incontestablement démontrée, s'ensuit-il qu'on ne doive observer aucune précaution dans les rapports journaliers avec les phthisiques? Nous nous garderions bien de donner un pareil conseil, et nous adoptons complétement l'opinion, basée sur une immense expérience, de M. le professeur Andral : « On a sans doute singulièrement exagéré, dit-il, la facilité de la contagion de la phthisie pulmonaire. Cependant est-il sage de la nier absolument et dans tous les cas? Qui pourrait affirmer, avec des preuves suffisantes à l'appui de son opinion, qu'une maladie qui ne saurait jamais être considérée comme purement locale, et qui, à mesure qu'elle avance, présente l'image d'une sorte d'infection de toute l'économie, n'est pas susceptible de se transmettre, dans les cas où des contacts très rapprochés et continuels exposent un individu sain à absorber les miasmes qui se dégagent et du poumon et de la peau des malades? Tout ce que je puis dire, sans prétendre décider en dernier ressort une aussi grave question, c'est que, dans le cours de ma pratique, j'ai été plus d'une fois frappé de voir des femmes commencer à présenter les premiers symptômes d'une phthisie pulmonaire peu de temps après que leur mari, dont elles avaient partagé la couche jusqu'au dernier moment, avait succombé à cette maladie. Une pareille question sera toujours scientifiquement très-difficile à résoudre, en raison de la grande fréquence de la phthisie : l'on aura toujours à citer des faits contraires à ceux dont je viens de parler; et pour ces derniers, on pourra facilement en diminuer la valeur, en disant que les personnes qui deviennent phthisiques en pareil cas avaient à le devenir. Mais pratiquement ces faits ont peut-être assez d'importance pour qu'ils engagent à faire prendre quelques précautions aux personnes qui ont des rapports journaliers avec les phthisiques, surtout dans les derniers temps de leur maladie. »

Si on a pu élever des doutes sur la transmission de la phthisie par contagion, il n'est malheureusement pas possible de nier la transmission par hérédité, car tous les observateurs ont constaté que cette cause entrait pour la plus grande part dans la propagation de la maladie. Aussi ne peut-on voir sans une douleur extrême ces unions déplorables entre de malheureux phthisiques voués à une mort prochaine, dont ils hâtent le terme en épuisant leurs forces dans le mariage, pour donner naissance à de pauvres enfants fatalement voués à la triste destinée de leurs pères. Si la liberté humaine s'oppose à ce que la loi proscrive de pareilles unions, ne devrait-on point faire tous les efforts possibles pour les empêcher, dans l'intérêt de la société? D'après les observations qui ont été faites par les auteurs, les enfants sont prédisposés à la phthisie lorsqu'ils proviennent d'un mariage dans lequel les parents ou l'un d'eux sont trop ou trop peu avancés en âge, lorsqu'ils sont affaiblis par les excès, la misère, etc.; et cette prédisposition héréditaire a cela de particulier, qu'elle augmente avec le nombre des enfants, de sorte que souvent, dans une famille, les derniers nés succombent avant les premiers. Selon les uns c'est la mère qui transmet le plus souvent la maladie aux enfants, selon les autres c'est le père. D'autres médecins prétendent que le père la transmet aux filles et la mère aux garçons. Nous croyons, sans doute avec plus de raison, qu'il est impossible de se prononcer d'une manière positive.

La phthisie peut se développer à tout âge : si on a vu naître des enfants portant tous les symptômes de la maladie déjà avancée, il n'est pas rare de voir des vieillards succomber à cette terrible affection; mais c'est le plus fréquemment vers l'age de vingt à trente ans qu'elle frappe ses victimes. Le nombre des femmes phthisiques est plus considérable que celui des hommes : on a cherché à expliquer cette différence en invoquant plusieurs causes, dont la principale serait l'usage des corsets. Certes, on ne peut méconnaître la funeste influence de ces vêtements, qui compriment les organes contenus dans la poitrine et apportent une gêne considérable dans l'acte de la respiration ; mais nous croyons que cette cause ne suffit pas dans la plupart des cas, et qu'il est bien plus raisonnable d'attribuer la plus grande fréquence de la phthisie chez les femmes à l'ensemble de leurs habitudes, de leur régime de vie, de leur condition sociale. Nous aurions beaucoup à dire, si nous voulions développer les nombreuses considérations qui se rattachent à ce sujet, dont nous devons nous occuper plus tard d'une manière spéciale. Naturellement plus faible, plus impressionnable que l'homme, généralement habituée à un régime de vie peu réparateur, la femme, quelle que soit la condition dans laquelle le sort l'ait placée, devrait toujours être, à chances égales, plus disposée à contracter la maladie ; mais cette prédisposition est bien augmentée par ses occupations sédentaires, par sa liberté moins grande, son observation plus stricte de toutes les convenances sociales, par son aveugle soumission aux ordres de *la mode*, ce tyran capricieux, qui, sous le prétexte de lui donner de la grâce, brise sa poitrine et laisse exposée aux vicissitudes de l'atmosphère la plus grande partie de son corps! Nous parlons ici de la femme en général : que sera-ce donc si nous examinons la condition des femmes de la classe ouvrière dans les grandes villes, en prenant Paris pour exemple? Pour comprendre nos paroles, il faudrait avoir pénétré dans certains bouges décorés du nom d'ateliers, où, sous les ordres d'un maître dur et exigeant, travaillent de malheureuses créatures épuisées par la fatigue et la misère, dans ces mansardes placées au-dessus des toits, exposées à toutes les intempéries des saisons, où de pauvres jeunes filles, pour échapper au déshonneur, usent leur vie dans des travaux ingrats. Ce n'est point assez pour elles du jour : à l'heure où tout devrait sommeiller, regardez cette faible lueur jetée par la lucarne : elle vous apprendra qu'il y a là un être placé par la nécessité en dehors des lois de la nature. Mais la nuit a fait place au jour, l'ouvrage est terminé : la jeune ouvrière oublie ses fatigues et ses veilles en pensant qu'elle va en recevoir le prix; ses yeux caves, son teint livide, ses membres décharnés, sa santé détruite, tout s'efface devant ce salaire qui lui garantit quelques jours d'existence. Vous croiriez au moins qu'elle va recevoir des éloges sur sa diligence : suivez-la au magasin : on la gourmande sur son peu d'activité, on la menace de lui retirer son ouvrage, en lui annonçant, vu la gêne commerciale, une réduction considérable dans le prix de main-d'œuvre. Humiliée par d'injustes reproches, trompée dans ses espérances, la malheureuse, qui souvent, pour ne pas perdre une minute, n'a pris aucune nourriture depuis un temps fort long, se hâte de recommencer ses travaux avec une ardeur d'autant plus grande que son salaire est plus réduit, et, pour ne point les interrompre, pourvoit à sa subsistance avec des aliments grossiers et trop souvent nuisibles, parmi lesquels la charcuterie tient le premier rang. C'est là aussi presque exclusivement la nourriture des ouvrières occupées dans les ateliers, car elles trouvent dans cette manière expéditive de prendre les repas un double avantage, celui de s'affranchir des soins du ménage, et celui non moins grand de contenter leurs patrons, qui, dans leur brutale habitude de regarder les ouvriers comme des bêtes de somme, les gourmandent sans cesse pour le travail. Cette alimentation a peut-être un avantage encore plus important, celui d'être en rapport avec l'exiguité de leur salaire. Nous connaissons de jeunes femmes qui, depuis plus d'un an, se sont vues obligées de réduire leur dépense journalière pour l'alimentation à trente ou trente-cinq centimes par jour. Aussi pour elles plus de nourriture réparatrice, jamais de bouillon, tous les jours un morceau de pain relevé par un lambeau de mauvaise charcuterie. Nous n'avons pas besoin de dire qu'elles ne boivent jamais de vin. Et cependant ces malheureuses travaillent pendant quinze et même dix huit heures par jour. Au moment où nous écrivons, la position des ouvrières, à Paris, est intolérable. Nous soutenons, et il nous serait bien facile d'appuyer notre assertion par des preuves irrécusables, qu'il est impossible aujourd'hui à une ouvrière de pourvoir à sa subsistance avec le fruit de son travail. Nous avons reçu la confidence de bien des misères; nous avons vu d'habiles et actives ouvrières, vaincues dans leur lutte contre l'adversité, brisées par les fatigues et le chagrin, s'estimer fort heureuses de trouver un refuge dans l'hôpital, et sourrire à la fin prochaine de leur longue agonie; nous avons vu de jeunes filles arrivées dans la capitale brillantes de santé, toutes radieuses sous les illusions d'un heureux avenir, nous les avons vues lutter pendant longtemps contre les horreurs de la misère, contre les séductions de toute sorte qui tendaient des piéges à leur jeunesse et à leur beauté; puis enfin, vaincues, découragées, elles ont faibli un jour, elles ont quitté le sentier difficile et étroit de la vertu ponr un chemin large et facile, sur la pente duquel on ne s'arrête malheureusement pas toujours. La plupart d'entre elles avaient franchi le degré extrême de la dégradation et venaient mourir dans ce dernier asile de l'infortune, lentement consumées par la phthisie pulmonaire! Que de fois, à la vue de ce triste spectacle, avons-nous gémi sur l'aveuglement de ces pères et mères qui envoient leurs jeunes filles à Paris comme dans une terre promise, pour qui le nom fascinateur de Paris ressemble à ces talismans des anciennes fées; gages certains de fortune et de bonheur! Illusions trop tôt détruites par une fatale réalité qui n'a pour issues que le déshonneur ou la mort, et trop souvent même l'un et l'autre. Nous demandons grâce pour cette digression à laquelle nous nous sommes laissé entraîner par nos souvenirs: elle n'est point d'ailleurs étrangère à notre sujet, et nous serions trop heureux si nos convictions pouvaient pénétrer dans l'âme de ces hommes honorables qui arrachent leurs filles de la province, où elles pourraient vivre heureuses et respectées, pour les envoyer grossir le nombre des victimes de la misère et du déshonneur. Que l'on compare respectivement le chiffre des phthisiques dans les villes et dans les campagnes, où les habitants sont soumis à des travaux rudes, mais bien réglés, à une alimentation souvent plus que grossière, et l'on sera effrayé de l'énorme différence qu'entraînent les habitudes et le séjour des villes.

Traitement. — Avant de nous occuper du traitement de la phthisie, recherchons les moyens à l'aide desquels on peut prévenir cette terrible maladie. Nous avons dit plus haut qu'on devait attribuer à la transmission par hérédité la plus grande part dans la propagation de la phthisie, nous nous sommes élevé au nom de la morale sainement comprise, au nom de la société, contre des unions marquées d'un sceau fatal; nous n'y reviendrons pas. Lorsqu'on aura à redouter pour un enfant l'influence héréditaire, on devra chercher à la neutraliser dès les premiers temps de la grossesse de la mère : celle-ci devra habiter la campagne de préférence, ou, si elle est forcée de rester en ville, un appartement bien exposé; elle doit renoncer à toutes les réunions du soir, bals, spectacles, etc., adopter un régime de vie qui fortifie sans exciter : viandes rôties, vin de Bordeaux; faire de fréquentes promenades en plein air, mais éviter les fatigues. L'enfant, immédiatement après sa naissance, sera remis aux soins d'une nourrice jeune, robuste et d'un tempérament sanguin. Il sera élevé de préférence à la campagne; on ne le soumettra point à l'emmaillottement; il faut au contraire que sa poitrine soit toujours libre; avec un morceau de flanelle sèche on exercera des frictions plusieurs fois par jour sur les diverses parties de son corps. Lorsque l'enfant a atteint l'âge de six ou sept mois, on peut, tout en continuant l'allaitement au même degré, commencer à lui donner des potages légers. Le sevrage ne doit avoir lieu qu'à quinze ou seize mois. L'alimentation doit se composer préférablement de viandes rôties ou grillées, de vin coupé avec de l'eau. Tant que la saison le permettra, on fera sortir l'enfant et on aura soin de lui laisser prendre assez d'exercice pour que sa constitution et sa santé se développent d'une manière avantageuse. Nous ne saurions trop blâmer ces mères qui, par excès de prudence, retiennent presque constamment leurs enfants auprès d'elles, dans l'intérieur des maisons, et les fatiguent sans cesse par des soins hygiéniques mal entendus. Nous sommes intimement convaincu que cette exagération de l'amour maternel est une des causes qui favorisent le plus la prédisposition tuberculeuse; ce n'est pas en agissant ainsi que les habitants des campagnes donnent à leurs enfants cette santé robuste, cette organisation vigoureuse dont ils auront besoin plus tard pour leurs pénibles travaux. Mais nous blâmons aussi les personnes qui, par un excès contraire, suivant la coutume de nos excentriques voisins, les Anglais, croient donner à leurs enfants une vigoureuse constitution en les habillant de manière à laisser à nu en toutes saisons les jambes, les bras et une partie de la poitrine. Nous croyons, avec plusieurs médecins anglais, que ce funeste usage est une des principales causes de la phthisie dans ce pays; nous serions heureux qu'on y renonçât dans le nôtre, car lorsqu'on veut imiter un peuple dans ses mœurs on ne doit point choisir ses travers. Plus tard, lorsque l'enfant arrive à l'âge où l'intelligence se développe et demande à être cultivée, on évite de le fatiguer par des études arides et trop prolongées; il lui faut de fréquentes récréations, des exercices musculaires qui, sans trop fatiguer le corps, contribuent à son développement en favorisant l'action régulière de toutes les fonctions. Les exercices gymnastiques sagement réglés peuvent atteindre ce but. On a donné le conseil aux parents d'élever leurs enfants auprès d'eux : nous croyons ce conseil utile, car les jeunes gens, dans les colléges, ont malheureusement trop de disposition à de pernicieuses habitudes, et quelle que soit la surveillance exercée, on ne parvient jamais à arrêter la propagation de ce funeste penchant; tandis que, sous l'œil de ses parents, à l'abri de tout mauvais exemple, l'enfant doit échapper à cette cause si fréquente de la phthisie pulmonaire. Les ouvriers ont l'habitude de faire apprendre un état de bonne heure à leurs enfants et de les livrer à des occupations souvent au-dessus de leurs forces; il faut qu'ils renoncent à l'avantage qu'ils pourraient en retirer, s'ils tiennent à leur conserver la santé et la vie. Nous adoptons pleinement l'opinion de ceux qui pensent qu'on doit chercher à modifier de bonne heure la constitution faible des enfants en leur administrant des substances amères et toniques, en variant le plus possible pour ne point les dégoûter. Ainsi on donnera tantôt l'infusion de houblon, de bardane, de pensée sauvage, tantôt le sirop ou le vin antiscorbutique, le sirop de fumeterre, de chicorée, etc., et de temps en temps quelques préparations ferrugineuses, certaines eaux, celles de Néris, de Contrexeville, de Spa, etc. Les bains froids, les bains de mer surtout sont employés avec un grand avantage. Beaucoup de médecins ont singulièrement vanté l'avantage du séjour dans les pays chauds : nous avons déjà eu occasion de dire qu'on s'était trompé sur l'efficacité de ces climats pour la curabilité de la phthisie ; mais de nombreux exemples ont démontré que le transport des jeunes enfants d'un pays froid dans un pays chaud suffisait souvent pour prévenir le développement de cette funeste maladie. « On a vu, dit M. Louis, le dix-septième enfant d'une famille dont seize avaient succombé de bonne heure et à la même époque de la vie, on a vu ce dix-septième enfant, envoyé très jeune loin de sa patrie, échapper à la maladie dont ses aînés avaient été les victimes. » Enfin, pour résumer en peu de mots le traitement préventif de la phthisie, nous dirons qu'on doit chercher à éloigner, d'un côté, toutes les causes qui doivent affaiblir l'individu, et de l'autre, toutes celles qui peuvent agir d'une manière fâcheuse sur les organes de la respiration.

Nous avons longuement examiné les moyens hygiéniques à l'aide desquels on pouvait s'opposer au développement de la phthisie, passons au traitement de la phthisie confirmée. Plusieurs médecins, attribuant la production de cette maladie à une respiration incomplète, ont proposé de soumettre les organes respiratoires à une sorte de gymnastique, en les forçant mécaniquement à exécuter leurs fonctions. Voici, du reste, la manière dont on doit agir : on remplit aux trois quarts d'eau chaude un vase de ferblanc, pouvant en contenir environ deux kilogrammes, et on le recouvre d'un couvercle percé de deux ouvertures, l'une terminée par un tube ouvert d'un pouce de hauteur, dont le diamètre intérieur n'a pas plus de 3 ou 4 millimètres, l'autre par un tube élastique, trois fois plus large, et long d'un mètre. Ce dernier tube est terminé par une embouchure de corne. L'individu qui doit faire usage de cet appareil est debout ou assis sur une chaise sans dossier, la tête bien droite, la poitrine dégagée de tout vêtement compresseur (cravates, fichus, robes, gilets, bretelles). On place dans sa bouche l'extrémité de ce tube, en l'obligeant à respirer après avoir comprimé le nez de manière à empêcher l'introduction de l'air dans les fosses nasales. Les efforts nécessaires pour la respiration dans ces conditions mettent en activité les muscles de la poitrine et contribuent à la dilatation des poumons, surtout dans leur partie supérieure. L'eau contenue dans le vase est destinée seulement à empêcher que l'air respiré soit trop sec ou trop froid et irrite les bronches. Ordinairement on se livre à ces exercices de respiration, qui durent une demi-heure, deux fois par jour, pendant deux ou trois mois, puis on diminue leur fréquence pendant les trois ou quatre mois qui suivent; au bout de ce temps on les reprend deux fois par jour, on les suspend de nouveau, pour les reprendre plus tard jusqu'à ce qu'on ait obtenu un effet avantageux. Après chaque exercice on doit faire une petite promenade. Ce moyen de traitement, dont on a obtenu des résultats très avantageux, nous l'avons placé en première ligne, parce qu'on peut le diriger non seulement contre la phthisie déclarée, mais encore, et probablement avec plus de succès, contre la prédisposition à cette maladie.

Nous avons déjà eu occasion de le dire plusieurs fois : plus une maladie est difficile à guérir, plus les médicaments dirigés contre elle sont nombreux et variés. Tout l'arsenal de la pharmacie a été mis à contribution pour la maladie qui nous occupe : maintes et maintes fois on a proclamé la découverte du remède spécifique, et cependant la phthisie exerce toujours ses ravages, et le monde médical en est encore à discuter sur cette question : la phthisie est-elle curable? Nous avons vu, au commencement de cet article, qu'il existait des cas incontestables de guérison de la phthisie au troisième degré : est-ce à l'action des médicaments qu'il faut attribuer la cicatrisation des cavernes, ou à certains moyens réparateurs employés par la nature, moyens qui auraient échappé jusqu'ici à nos investigations? Cette dernière supposition semblerait être confirmée par la découverte de cavernes cicatrisées chez des individus qui n'auraient été soumis à aucun traitement; mais de ce que la plupart des malades succombent malgré l'emploi de toute sorte de médicaments, s'ensuit-il que, chez le petit nombre qui guérit, on ne puisse leur attribuer aucune action bienfaisante? Nous n'en faisons pas si bon marché quant à nous; car nous avons la conviction (la preuve certaine nous a manqué, puisque les malades ont guéri) d'avoir plusieurs fois obtenu, par notre traitement, la cicatrisation de cavernes, dont l'une entre autres devait être énorme. A quel médicament devons-nous attribuer notre succès? Nous ne savons vraiment; car, ainsi qu'il est d'usage dans cette maladie, nous en avions employé un grand nombre, en les variant journellement selon la position du malade. Bien des gens se vantent de posséder un remède spécifique, qui n'ont jamais peut-être obtenu une seule guérison : le spécifique contre la phthisie ! comme eux nous le cherchons, et comme eux nous ne l'avons pas encore trouvé. Ce n'est donc qu'en tâtonnant, en employant des remèdes variés, mais habilement combinés, qu'on peut aujourd'hui obtenir quelques succès. Si nos espérances ne sont point déçues, bientôt peut-être pourrons-nous divulguer des moyens de traitement plus efficaces que ceux dont on a fait usage jusqu'à ce jour ; contentons-nous pour l'instant d'indiquer les médicaments le plus fréquemment employés.

L'iode et ses composés ont été mis en usage avec quelque succès, tantôt sous la forme suivante : (Eau distillée, 30 grammes ; iode, 15 centigrammes ; hydriodate de potasse, 30 centigrammes, à la dose de 3 à 5 gouttes, trois fois par jour, dans une tasse de tisane); tantôt sous celle-ci : (solution de proto-iodure de fer, 4 grammes ; sirop de gomme incolore, très consistant, 200 grammes ; sirop de fleurs d'oranger, 50 grammes. A prendre 4 cuillerées par jour, en augmentant successivement la dose jusqu'à 30); tantôt enfin sous forme de pilules : (iodure de potassium, 2 gram. ; magnésie décarbonatée, 50 centigrammes ; extrait de réglisse, 3 grammes. Pour 60 pilules, dont on prendra trois par jour, en augmentant successivement jusqu'à douze). Le chlorure de sodium (sel gris de cuisine) a été vanté à outrance, il y a quelques années, et on ne s'en occupe presque plus aujourd'hui. Nous croyons qu'il y a de l'injustice à abandonner si rapidement l'usage d'un médicament qui paraît avoir obtenu des succès bien réels : on l'administrait tout simplement dans du bouillon à des doses successivement croissantes de 2 à 8 grammes. Quelques malades répugnent à prendre ainsi pendant longtemps du bouillon salé : nous leur prescrivons de manger à leur déjeuner une botte de cresson dont chaque pied est séparé dans toute sa longueur. Au moment où il le prend pour l'introduire dans la bouche, le malade l'applique sur du sel pilé et bien sec ; il tranche la partie supérieure avec ses dents incisives, et s'il a le soin de manger immédiatement du pain, il ne s'aperçoit pas qu'il consomme des quantités assez considérables de sel. On voit un grand nombre de malades dont l'appétit est excité par cette alimentation, et qui s'en trouvent très bien : nous conseillons cependant de ne pas trop la prolonger sans intervalles. La créosote et l'eau de goudron ont été recommandées comme particulièrement efficaces : la première de ces substances est presque généralement abandonnée, et nous la croyons, pour notre part, plus nuisible qu'utile ; l'eau de goudron , au contraire , produit des effets incontestablement avantageux : sous son influence, les malades voient ordinairement diminuer la toux , ils crachent et respirent plus facilement , les douleurs de poitrine sont moins vives , l'appétit est augmenté, enfin l'amélioration se manifeste par du calme et par le sommeil. L'eau de goudron se prépare en faisant infuser une certaine quantité de cette substance dans huit fois son poids d'eau froide, puis la filtrant et la renfermant dans des vases clos. On emploie quelquefois le sirop de goudron , préparé en faisant digérer au bain-marie , pendant un jour, le goudron dans son poids d'eau, et en ayant soin de remuer de temps en temps. On laisse refroidir, puis on filtre. A cette liqueur on ajoute le double de son poids de sucre, et on fait fondre à une douce chaleur. Une cuillerée ordinaire de ce sirop équivaut à un verre d'eau de goudron. Enfin on a eu recours dans bien des cas aux fumigations pratiquées en plongeant le malade dans une atmosphère remplie de vapeurs. On place dans ce but auprès de lui un vase dans lequel on fait évaporer à un feu doux 500 grammes de goudron , en évitant surtout de le laisser bouillir, car il donnerait alors naissance à des vapeurs nuisibles. Dans le même but , on emploie aussi quelquefois l'infusion de bourgeons de sapin (20 grammes infusés pendant trois heures dans un litre d'eau). La digitale a été mise en usage dans certains cas avec des succès merveilleux. Nous avons employé et vu employer avec beaucoup de succès les vésicatoires appliqués sur la poitrine, ou de petits cautères appliqués selon l'art au-dessous des clavicules. Dans certains cas , et selon des circonstances que nous nous réservons d'apprécier, nous partageons l'avis des médecins qui donnent la préférence au séton. Sans doute nous retardons jusqu'au dernier moment l'emploi de ce moyen qui répugne toujours au malade ; mais lorsqu'il s'agit de lui sauver la vie, nous ne saurions hésiter. Nous garderons le silence sur une foule de moyens complétement abandonnés aujourd'hui, depuis l'embaumement des poumons par le chlore, prétendue invention de M. Gannal, jusqu'à la barbare méthode des saignées préconisée par certains médecins anglais, et en dernier lieu par Broussais. « La saignée, dit avec beaucoup de raison Laennec, ne peut ni prévenir le développement des tubercules ni les guérir quand ils sont formés ; elle ne doit être employée que pour détruire une complication inflammatoire ou une congestion sanguine aiguë ; hors de là elle diminue en pure perte les forces du malade. »

Tels sont les principaux moyens généraux qu'on a dirigés contre la phthisie : occupons-nous maintenant des symptômes. La toux, si fatigante aux diverses époques de la maladie, est combattue, selon les circonstances, par des boissons mucilagineuses ou balsamiques (looch blanc avec addition de sirop diacode, sirop de Tolu, etc.), par des cataplasmes émollients, des emplâtres narcotiques, de belladone, de ciguë ; par des potions antispasmodiques, telles que la suivante (Eau distillée de laitue, 150 grammes ; eau distillée de laurier-cerise, 15 grammes ; teinture de musc, 20 gouttes ; sirop de valériane, 30 grammes) qu'on prend par cuillerées d'heure en heure. Dans d'autres cas on a recours aux pastilles d'ipécacuanha, de 4 à 12 dans les vingt-quatre heures. Les crachements de sang sont combattus par des applications de sinapismes aux jambes ou à la plante des pieds, par des boissons glacées ou même l'application de la glace sur la poitrine, par des boissons acides ou astringentes. La diarrhée qui se manifeste dans la deuxième période est ordinairement combattue par l'usage de la décoction blanche, de l'eau de riz édulcorée avec le sirop de coings, des lavements amidonnés, du cachou, du diascordium, etc. Lorsque la diarrhée est entretenue par les ulcérations intestinales qu'on observe dans la troisième période, il est extrêmement difficile, pour ne pas dire impossible, de l'arrêter quoi qu'on fasse. Les vomissements, qui très souvent ne sont dus qu'à des efforts de toux, sont ordinairement arrêtés par l'application au creux de l'estomac d'un emplâtre de thériaque, par quelques cuillerées de la potion dite *de Rivière*, ou même simplement par l'eau de Seltz. Les sueurs sont combattues par divers médicaments en tête desquels nous placerons l'agaric blanc, à la dose de 20 à 50 centigrammes, en poudre ou en pilules. Si le malade avait de la diarrhée, il faudrait donner la préférence à une infusion astringente, celle de quinquina ou de sauge dans laquelle on ajouterait quelques gouttes de vinaigre. Nous n'avons point à nous occuper des maladies de toute sorte qui peuvent compliquer la phthisie, et pour lesquelles nous renvoyons aux articles spéciaux. Disons, en terminant cette énumération, que le régime des phthisiques est le plus souvent mal réglé : presque toujours on croit agir sagement en soumettant ces malheureux à une alimentation composée exclusivement de lait et de végétaux, et on oublie qu'il importe surtout, à toutes les périodes de la maladie, de soutenir les efforts réparateurs de la nature. Sans doute, lorsque la phthisie a fait ces effrayants progrès qui annoncent la dernière période, il est bien difficile de régler l'alimentation du malade, de gouverner ses caprices bizarres; dans la seconde période même, lorsque les aliments toniques que nous avons conseillés (viandes rôties ou grillées, vin de Bordeaux) occasionnent des redoublements de fièvre et de diarrhée, on est bien forcé de modifier un peu le régime, de s'en tenir même souvent au lait d'ânesse, aux poissons légers, aux légumes frais; mais on doit toujours tendre à revenir insensiblement au régime fortifiant (potages, bouillon de poulet, gelées de viande, etc.). Le séjour à la campagne, de petites promenades en plein air, les voyages lorsque la maladie n'est pas trop avancée, doivent être conseillés. Les vêtements de flanelle, extrêmement utiles aux individus qui transpirent difficilement, ou à ceux qui, au contraire, étant presque toujours en transpiration, sont exposés par leur profession aux courants d'air, peuvent être nuisibles aux personnes qui ont des habitudes sédentaires, car ils entretiennent une transpiration continuelle, source d'épuisement. Terminons ici ce long article, qui sera toujours trop court pour les malades affligés de phthisie : nous avons laissé de côté dans notre énumération une foule de médicaments inertes ou douteux ; il nous a fallu faire un choix dans cet immense recueil de formules, dans les innombrables essais qui ont été tentés dans tous les temps et dans tous les pays pour arriver à la guérison de la phthisie, et si nous avons constaté le résultat jusqu'ici infructueux de toutes ces tentatives, ce n'est pas à dire qu'on doive désespérer de l'avenir. Nous avons au contraire, pour notre part, de grandes raisons pour croire que nous arriverons enfin à la solution du problème cherché depuis si longtemps, à la curabilité de la phthisie.

www.ingramcontent.com/pod-product-compliance
Ingram Content Group UK Ltd.
Pitfield, Milton Keynes, MK11 3LW, UK
UKHW020411230726
13925UKWH00004B/1364